人工真皮修复创面治疗技术

SURGICAL WOUND REPAIR TECHNIQUE WITH ARTIFICIAL DERMIS

主 编 陈 欣 周业平

副主编 许 零 陈 辉

编 委（以姓氏汉语拼音为序）

鲍琼林	华中科技大学同济医学院附属梨园医院创面修复科	宋 辉	南京医科大学第二附属医院烧伤整形外科
陈 辉	北京积水潭医院烧伤科	田 彭	北京积水潭医院烧伤科
陈 欣	北京积水潭医院烧伤科	王 成	北京积水潭医院烧伤科
陈江海	华中科技大学同济医学院附属协和医院手外科	王 浩	北京积水潭医院烧伤科
储国平	江南大学附属医院创面修复科	温春泉	北京积水潭医院烧伤科
戴允东	衡水市第四人民医院骨科	许 零	厦门大学公共卫生学院
杜伟力	北京积水潭医院烧伤科	杨 力	玉林市第一人民医院烧伤整形外科
冯业高	保定美尔日鹰华医院手足外科	姚 刚	江苏省人民医院整形烧伤科
黎 明	北京积水潭医院烧伤科	于东宁	北京积水潭医院烧伤科
李 虎	江南大学附属医院整形美容外科	曾 丁	中国人民解放军火箭军总医院烧伤科
李 丽	大化集团有限责任公司医院烧伤科	张 琮	北京积水潭医院烧伤科
		赵鹏亮	北京丰台右安门医院烧伤科
李炳辉	华中科技大学同济医学院附属梨园医院创面修复科	赵晓卓	北京积水潭医院烧伤科
		周光峰	北京积水潭医院烧伤科
李卫卫	大化集团有限责任公司医院烧伤科	周业平	北京积水潭医院烧伤科
		朱宇刚	江南大学附属医院烧伤整形科
吕广平	中国人民解放军火箭军总医院烧伤科	邹利军	华中科技大学同济医学院附属梨园医院创面修复科
覃凤均	北京积水潭医院烧伤科		

人民卫生出版社

·北 京·

图书在版编目（CIP）数据

人工真皮修复创面治疗技术/陈欣，周业平主编
. —北京：人民卫生出版社，2021.7
ISBN 978-7-117-31630-9

Ⅰ.①人… Ⅱ.①陈…②周… Ⅲ.①人工合成-真
皮-创伤外科学 Ⅳ.①R322.99

中国版本图书馆 CIP 数据核字（2021）第 096183 号

人卫智网	www.ipmph.com	医学教育、学术、考试、健康， 购书智慧智能综合服务平台
人卫官网	www.pmph.com	人卫官方资讯发布平台

人工真皮修复创面治疗技术
Rengong Zhenpi Xiufu Chuangmian Zhiliao Jishu

主　　编：陈　欣　周业平
出版发行：人民卫生出版社（中继线 010-59780011）
地　　址：北京市朝阳区潘家园南里 19 号
邮　　编：100021
E - mail：pmph @ pmph.com
购书热线：010-59787592　010-59787584　010-65264830
印　　刷：人卫印务（北京）有限公司
经　　销：新华书店
开　　本：787×1092　1/16　　印张：11
字　　数：282 千字
版　　次：2021 年 7 月第 1 版
印　　次：2021 年 7 月第 1 次印刷
标准书号：ISBN 978-7-117-31630-9
定　　价：119.00 元

打击盗版举报电话：**010-59787491**　**E-mail：WQ @ pmph.com**
质量问题联系电话：**010-59787234**　**E-mail：zhiliang @ pmph.com**

主编简介

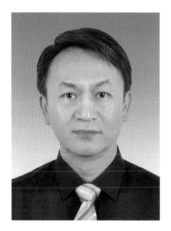

陈　欣

北京积水潭医院烧伤科主任医师,教授,擅长烧伤整形和功能重建、难愈性创面修复。毕业于北京大学医学部,曾获笹川医学奖学金赴日本留学,研修烧伤外科和整形外科专业,取得东京女子医科大学医学博士学位。

现任中国老年医学学会烧创伤分会委员、中国研究型医院学会创面防治与损伤组织修复专业委员会委员、中国康复医学会修复重建外科专业委员会北京分会副主任委员、中国整形美容协会瘢痕医学分会委员、中国中西医结合学会医学美容专业委员会瘢痕整形美容专家委员会副主任委员、北京医学会创面修复分会主任委员、北京医学会烧伤外科学分会委员、北京医师协会外科专科医师分会理事等;《中华烧伤杂志》《中华损伤与修复杂志(电了版)》《中国医刊》《中华临床医师杂志(电子版)》《中国比较医学杂志》《中国实验动物学报》等杂志常务编委和编委。在核心期刊发表论文38篇,其中SCI论文3篇;参编中文专著5部,英文专著1部。

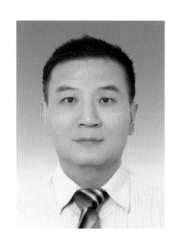

周业平

北京积水潭医院烧伤科主任医师,毕业于北京大学医学部及中国医学科学院北京协和医学院研究生院。

现任中国非公立医疗机构协会损伤与修复专业委员会副主任委员兼秘书长、中华医学会肠外肠内营养学分会常务委员、北京医学会创面修复分会候任主任委员、北京医学会肠外肠内营养学分会常务委员、中国中西医结合学会医学美容专业委员会瘢痕整形美容专家委员会常委、国家卫生应急处置指导专家、北京市劳动能力鉴定委员会医疗卫生专家;《中华损伤与修复杂志(电子版)》执行副总编,《中华烧伤杂志》《中华临床营养杂志》《肠外与肠内营养》《国际外科学杂志》等编委。

序 一

创面修复是现代医学中最基本的问题之一,分子生物学、细胞生物学、免疫学、基因工程等基础学科的迅猛发展,特别是高新技术及其产品在临床上的应用,为临床治疗带来了革命性的突破,推动了相关学科的融合。

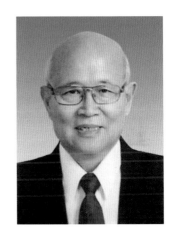

当机体因多种致伤因素包括机体本身的病变导致不同部位、不同深度与广度的组织损伤,为维护内环境的平衡,启动了自身的修复功能,即应激反应(各种代谢、神经、免疫、内分泌等反应)。应激反应是把双刃剑,过强的应激反应将造成内环境平衡紊乱,导致患者身心受到极大的伤害,甚至危及生命。

我国老一辈烧创伤专家反复指出:在保存生命的前提下,注重患者身心、外貌和功能的修复,使他们不仅能生活自理,而且能走向社会,拥有较高的生活质量。

陈欣教授与周业平教授从事烧伤、整形临床与科研工作 30 余年,他们始终遵照学界前辈的教导努力工作,积累了丰富的临床经验,取得了多项研究成果。在临床工作中他们注意到人工真皮为创面修复提供了挑战性机遇,多年来,他们根据不同的病例选择各类人工真皮进行创面修复的实践,取得了有实用价值的经验。他们参考国内外文献,结合自身的深厚积淀总结了不同原因、不同部位、不同深度的创面修复成功与失败的经验教训,通过病例进行详解,汇集成册,分享给同道。

我有幸首先阅读了书稿,收益颇多,本书是"实践—认识—再实践—再认识"不断升华的结晶,内容丰富,科学性、实用性强。在为本书出版感到欣慰的同时,希望广大同道站在新的高度,不断总结新经验造福人类,为实现"健康中国"做出新贡献。

北京积水潭医院烧伤科
《中华损伤与修复杂志(电子版)》名誉总编辑
2020 年 10 月 18 日

序　二

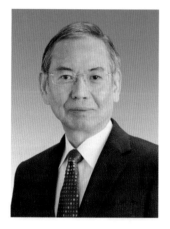

　　20世纪80年代初,Yannas等人应用添加了硫酸软骨素的胶原海绵开发出了人工真皮,并报道了治疗烧伤患者创面的情况。我们应用未添加硫酸软骨素、抗原性更低的脱端肽胶原海绵开发出新的人工真皮Pelnac(GUNZE,郡是株式会社),不仅用于烧伤创面,在外伤、巨痣和皮肤肿瘤切除后的皮肤缺损、瘢痕挛缩松解后的皮肤缺损、难治性溃疡等多种创面的治疗中都显示良好的效果,在20世纪90年代中期实现了商品化。目前,世界上已有多种人工真皮应用于临床。应用人工真皮诱导再生了真皮样组织,减少了供区的损伤,使外观、功能良好的皮肤组织修复成为可能。

　　大约15年前,Pelnac及其他人工真皮引入中国。陈欣医生作为烧伤专家,在日本留学期间曾在多个学术会议上作报告,自那时起我们开始熟识。10年前在北京召开积水潭烧伤论坛时,我也受陈欣医生的邀请在大会上作有关人工真皮的演讲。

　　据介绍,人工真皮已经在中国的中心城市广泛应用,但在边远地区尚未普及。陈欣医生和周业平医生所在的医院已经积累了2 000例以上的使用经验,并发表了大量学术论文,成为人工真皮应用领域的权威。到目前为止,专门总结人工真皮应用的医学书籍还很少,这本《人工真皮修复创面治疗技术》应当是其中之一。为了使初学者更易理解,本书首先介绍了外科创面修复的一般治疗方法,随后介绍了50例应用人工真皮的临床病例。临床病例是根据4种不同创面基底情况分类介绍的,分析了手术的优缺点,强调了术中和术后的注意事项。书中提供了大量病例图片,清晰易懂,我认为这是一部对大家学习非常有益的图书。

铃木茂彦

京都大学名誉教授
浜松劳灾病院院长
2020年10月
(陈欣 译)

序 二

日文原文

　1980年代初めにYannasらはコンドロイチン硫酸を添加したコラーゲンスポンジからなる人工真皮を開発し、熱傷患者への使用例を報告しました。私たちは、コンドロイチン硫酸を添加せず、抗原性が少ないアテロコラーゲンスポンジからなる新たな人工真皮Pelnac（グンゼ株式会社）を開発し、熱傷だけでなく、外傷、巨大色素性母斑や皮膚腫瘍切除後の皮膚欠損、瘢痕拘縮解除後の皮膚欠損、難治性潰瘍などの治療に有効であることを明らかにし、1990年代中頃に製品化しました。現在は世界中でいろいろな種類の人工真皮が使われています。人工真皮使用により真皮様組織が再生するので、ドナーの犠牲を減らし、整容的、機能的な皮膚再建が可能になります。

　中国でも約15年前にPelnacその他の人工真皮が導入されました。陳欣先生は熱傷の専門家で日本にも留学されており、多くの学会報告をされており私は当時からよく知っています。陳欣先生が10年前に北京でJishuitan Burn Forumを開催された時に、私は招待されて人工真皮に関する講演を行いました。

　人工真皮は現在では中国でも都会部を中心にかなりよく使われていますが、地方ではまだまだ普及していないと聞いています。陳欣先生と周業平先生は2 000症例以上の人工真皮使用経験を積み、多くの論文を発表しておられ、人工真皮の世界的権威の1人です。これまで人工真皮だけをまとめた医学書はなく、この「人工真皮修复创面治疗技术」は初めての書物だと思います。この書物は初心者にも理解しやすいように最初に創傷の一般的治療法を紹介し、その後に50例の人工真皮の実際の臨床使用例が紹介されています。臨床例はwound bedの違いによって四種類に分けて紹介し、手術の利点、手術中と術後の注意点が強調されています。非常に多くの写真が載せられており、大変わかりやすい書物で、みなさんの勉強に必ず役立つと思います。

鈴木茂彦

京都大学名誉教授
浜松労災病院院長
2020年10月

前　言

　　创面修复技术的创新和进步是近年来临床医学的热点之一,新材料、新设备和新方法的应用,使创伤、烧伤和各种慢性疾病所形成的急、慢性创面的治疗和修复得到了长足的进步。人工真皮是以凝胶或支架为基本结构的体表创面修复材料,20 世纪 80 年代美国 Yannas 和 Burke 首先报道并应用于烧伤患者的治疗,主要移植于切、削痂后血运丰富的创面,增加类真皮组织厚度,改善刃厚皮片、网状皮片移植后的外观和功能,在大面积烧伤患者的治疗中,可以减少供皮区损伤,减少皮片的采集量,缓解供皮区不足。北京积水潭医院孙永华教授于 1998 年 3 月邀请了美国 Yannas 和 Burke 团队的外科医生 Dr. Hiction 做手术技术指导,在我院实施了国内首例人工真皮移植手术。应用人工真皮 Integra 和自体皮片移植,修复了 1 例 6 岁女童前臂至手背部广泛瘢痕挛缩造成的严重畸形。这一里程碑式的事件让我们见证了人工真皮在中国临床应用的开端。2006 年商品化的人工真皮引入我国,我们最先将人工真皮应用于基底血运不良的难愈性创面的修复,包括大面积骨外露、肌腱外露、骨关节腔开放及骨折处骨外露等创面,而既往此类创面的手术修复方法主要是应用各种组织瓣覆盖修复,手术风险高、修复代价大。我们通过在上述创面上移植人工真皮,诱导创面基底和周围正常组织中的种子细胞和血管芽长入人工真皮的网状结构内,形成血运丰富的类真皮组织覆盖肌腱、骨等外露组织,最后应用植皮的方法修复创面。我们还通过动物实验证实骨外露创面移植人工真皮后,血管化的种子细胞和血管芽更多来源于创面周围而非基底组织,保留无感染的变性骨组织,创面仍然可以得到有效覆盖和愈合,减轻了骨缺损后的组织破坏,降低了修复难度,揭示了人工真皮修复骨外露创面的新机制。通过 15 年来 2 000 多例临床病例的积累,我们总结归纳了人工真皮修复创面的手术适应证、并发症和手术操作要点,针对不同类型的创面采取相应的手术措施,如在骨关节腔开放创面移植人工真皮时,联合应用负压创面治疗技术可提高手术成功率。大量临床实践证明,应用人工真皮修复难愈性创面最大的优点在于减少了供区的损伤,在一定程度上减少了组织瓣的应用。通过临床实践,我们体会到人工真皮的优势,也看到了其存在的不足,特别是在修复骨外露等难愈性创面时,存在材料降解快、厚度不足等问题,为此我们正在研究和探索满足不同创面修复目的的组织工程材料。

　　本书主要分为两部分,第一、二章为概述部分,介绍了临床常见创面的特点和修复方法,阐述了人工真皮在不同创面中的修复机制,总结了人工真皮临床应用的适应证和禁忌证,并对人工真皮的应用前景进行了分析和展望。第三章至第八章通过 50 例临床病例详细介绍了不同创面应用人工真皮的修复效果,并对每个病例的特点、手术方法选择以及修复结果进行了分析和点评,其中包括对 6 例失败病例的分析,从中汲取经验和教训,提高修复成功率。

　　本书在编辑撰写过程中,得到了很多单位和专家的热情支持,提供了珍贵的临床病例,在此一并表示诚挚的谢意。

我们有幸邀请到北京积水潭医院孙永华教授及日本京都大学名誉教授铃木茂彦教授为本书作序。孙永华教授是我国烧伤医学的开拓者之一，也是我们非常尊重的师长，始终引领和关注着我们的研究和临床工作；铃木茂彦教授不仅是日本著名的整形和烧伤外科专家，同时也是人工真皮 Pelnac 的研发者，在人工真皮研究和应用领域是世界级的权威。能得到他们的关注和推荐，我们感到非常荣幸。

由于我们水平有限，特别是在基础研究方面还有很多欠缺和不足，书中不足之处在所难免，敬请广大同行批评指正。

陈敏　周蛏

2020 年 10 月

目　录

第一章

临床常见体表创面的诊疗概况

第一节　常见体表创面的基本特点

创面是正常皮肤(组织)在外界致伤因素[如创伤(切割、挤压、撞击、摩擦、捻搓、爆炸)、烧伤(热液、火焰、热接触、电流、电火花、电离辐射、酸碱化学物质)、低温(冷媒接触、寒冷)、外科手术等]，以及机体全身或局部因素作用下，造成局部血运障碍、神经病变、淋巴回流障碍，从而导致的皮肤损害(如糖尿病足、淋巴水肿等)，也有全身疾病的皮肤表现(如坏疽性脓皮病，剥脱性皮炎等)，常伴有皮肤完整性的破坏及一定量正常组织的丢失，皮肤的正常功能受损。下面列举主要慢性创面的类型和特点。

一、糖尿病足溃疡创面

部分糖尿病患者会因为各种因素出现足溃疡，而足溃疡与患者的感染率、截肢率、死亡率增高密切相关，也是糖尿病病情发展严重程度的一个标志。

足底感觉障碍是发生足溃疡的重要原因，80%以上的糖尿病足溃疡可以检查到足底的感觉神经病变，表现为痛觉、触觉迟钝，当局部受到的压力增加时，发生足底溃疡的风险提高。糖尿病足底压力的异常增高是糖尿病足溃疡重要的独立危险因素。另外，真菌感染的增厚甲板、足底胼胝、下肢供血障碍都是足溃疡发生的危险因素。

门诊遇到糖尿病足溃疡患者时，首先应该检查患者的全身情况，注意血糖、糖化血红蛋白，评估下肢动脉血管情况，必要时请血管外科医生会诊，观察足部是否存在关节畸形、是否有局部骨隆突，争取对其发病因素做全面分析，比如血糖控制情况、吸烟史，了解综合的风险因素。其次，评估溃疡创面，包括溃疡大小和深度、局部的细菌检测和抗生素敏感试验、足底血运和神经病变情况。

高血糖可以抑制白细胞的趋化反应，局部发现溃疡或者创面破溃，如果进一步探查，很可能在深部还存有潜在的脓腔，此时及时切开引流是至关重要的。对于已经出现的坏死组织、感染灶，一旦发现，需要及时清创处理，同时手术中努力切取可靠的组织做细菌学检查，这对临床选择适当的抗生素治疗有重要意义。

部分糖尿病患者由于下肢血管病变，远端足趾出现干性坏死，此种情况可以择期手术切除坏死足趾。

深达骨组织、关节囊、肌腱或者腱膜的创面必要时需拍 X 射线片以协助诊断，这些部位的治疗较为复杂，感染复发率高。

糖尿病足溃疡的治疗特别要注意处理足底的压力点，特殊承重部位更容易发生局部缺血坏死,进而感染加重、创面加深,治疗中可通过调整足底受压位置来预防溃疡的发生。

清创是糖尿病足溃疡治疗的关键步骤。糖尿病患者足溃疡创面往往污秽、深在,常伴随肌腱、关节囊、骨组织暴露,手术要尽量锐性清除明确的坏死组织、硬化无生机的创缘,清洗脓腔,减轻局部组织张力,保留良好的有血运的组织。

部分医生认为糖尿病足创面应该避免外科手术,理由是手术会刺激加重循环障碍。然而,大量的临床研究和实践发现,控制血糖、缓解循环障碍等综合治疗手段处理后,及时的手术清创有利于糖尿病足溃疡的愈合,如果能手术解决局部骨隆突引起的压力问题,也能有效预防溃疡的复发。

负压创面治疗技术的兴起,为糖尿病足溃疡患者带来了新的治疗手段。负压创面治疗,顾名思义,关键在施加于创面的负压,其填充材料有工业合成海绵类、普通纱布,临床观察效果大致相同。负压可以刺激局部血管生成,促进糖尿病足创面快速生成新鲜肉芽组织。如果有组织缺损创面,负压可以更有效地促进肉芽组织堆积、填充创面。糖尿病足溃疡容易出现局部组织循环障碍,负压控制在-50mmHg左右较为适宜,太强的负压可能会加重溃疡周围的组织缺血坏死。

总之,糖尿病足溃疡能导致局部和远隔部位感染,甚至脓毒血症,严重影响患者的生活质量,治疗不及时有极大截肢风险。认识糖尿病足创面,及时采取正确有效的治疗手段,是临床工作者的不二选择。

二、下肢静脉性溃疡创面

下肢静脉性溃疡常见于下肢静脉血管外科疾病,多是静脉回流不畅或者静脉淤滞造成的静脉高压。中国农村地区的"老烂腿",很多是下肢静脉性溃疡。本病发病率随年龄增加,治疗困难,容易反复发作,消耗巨大的治疗费用。

小静脉与人体毛细血管网相交通,并逐渐汇合组成大的静脉。静脉血管壁较薄,在压力下易扩张。下肢静脉由深静脉、浅静脉、交通静脉组成。深静脉与动脉伴行,正常状态下担负大部分静脉回流。浅静脉在皮下组织中形成丰富的血管网,接收来自足部的血液回流。交通静脉连接浅静脉和深静脉。深静脉和浅静脉存在静脉瓣,用来防止血液反流。在下肢交通静脉中仅允许由浅静脉向深静脉单向流动,但在足部,允许由深静脉向浅静脉流动,当深静脉阻塞时可以提供重要的循环通路。

静脉血液回流心脏的基本动力来源是小腿骨骼肌。腓肠肌和比目鱼肌在肌筋膜束缚下收缩,推动血液回流。协助骨骼肌回流的是呼吸运动,即膈肌和胸壁运动产生足够胸腔内负压促进血液回流。当静脉瓣功能丧失的时候,可以发生下肢静脉淤滞,严重时出现溃疡,难以愈合。导致静脉瓣功能丧失或者关闭不全的因素有小腿肌筋膜松弛、骨骼肌泵功能丧失、充血性心力衰竭、腹腔压力增高、肥胖、静脉过度充盈、深静脉血栓等。

下肢静脉溃疡通常相对较浅,形状不规则,创缘略肿,肉芽组织脆弱,周围皮肤暗黑,触之组织韧,主要位于踝周内侧区域,渗出量大,常伴恶臭。长期药物治疗者可见创缘附近皮肤湿疹、色素沉着。长期不愈合的创面可以同时出现下肢广泛水肿、蜂窝织炎、皮肤紧绷菲薄伴瘙痒。

一旦明确下肢静脉淤滞性溃疡,首先应考虑去除导致静脉张力增高的疾病,同时应选择合适的下肢弹力绷带,目的是持续压迫,促进静脉回流,尽量维持静脉瓣功能,平时注意休息时抬高患肢促进静脉回流,并适当运动。

临床处理此类患者,首先治疗全身疾病,包括戒烟等生活习惯调整,其次是局部处理,注意每次换药需清创,去除创面腐肉、坏死组织、异物等,妥善用药促进愈合,用吸收渗液良好的敷料及亲水性敷料,不允许违规局部使用抗生素。如创面较大,感染控制后可择期手术植皮。

创面愈合后应长期保持良好的生活习惯,可以穿弹力袜促进下肢静脉回流,降低溃疡发生率。静脉性溃疡以预防为主,一旦发生,则需要综合治疗。

三、压力性损伤创面

压力性损伤是位于骨隆突处、受医疗或其他器械压迫的皮肤和/或软组织的局部损伤,既可以表现为开放性溃疡,也可以表现为完整皮肤,可能会伴疼痛。损伤是由于强烈和/或长期存在的压力或压力联合剪切力导致。软组织对压力和剪切力的耐受性可能会受到局部微环境、营养、血流灌注、合并症及软组织情况的影响。

健康成年男性毛细血管充盈压是 32mmHg,体重对局部组织产生压力,正常人可以通过变换体位来调整受力部位,使组织能承受短期内的巨大压力,很难发生压力性损伤。而一旦由于某种因素造成体位活动受限,如截瘫、下肢骨折、脑卒中、昏迷、长时间全麻等,患者不能主动调整受压部位,局部长时间受力,很容易造成组织缺血,最终发生坏死,表现为局部溃疡。除了自身体重压力外,受力部位骨隆突、外界的硬物都可以促进局部压强增大,另外皮肤牵拉形成的剪切力和摩擦力可以加重组织缺血损伤,尿液、汗液和渗出液也可降低皮肤对压力的耐受性,加重压力性损伤。对伴有全身疾病的体位受限患者而言,持续的体重压迫 2 小时,即有可能发生压力性损伤。因此,对于这些卧床患者,建议至少每 2 小时翻身一次。压力性损伤好发于足跟、骶骨、坐骨结节或大转子部位,多数在骶尾区,其次在足跟和足踝。

压力性损伤临床分期和分类(图 1-1-1):

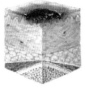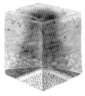

图 1-1-1　压力性损伤分期示意图,从左至右分别是Ⅰ期、Ⅱ期、Ⅲ期、Ⅳ期、不可分期和深部组织损伤

1. **Ⅰ期**　局部皮肤完好,出现压之不变白的红斑,但在深色皮肤中的表现可能不同;观察到这种皮肤改变之前,有可能早期出现指压变白红斑或者感觉、皮温、硬度的改变。此期的颜色改变不包括紫色或栗色,因为这些颜色变化提示可能存在深部组织损伤。

2. **Ⅱ期**　表皮层缺失伴真皮层暴露。伤口床有活性、呈粉色或红色、湿润,也可表现为完整的或破损的浆液性水疱。脂肪及深部组织未暴露。无肉芽组织、腐肉、焦痂。该期损伤往往是由于皮肤微环境被破坏和受到剪切力导致。该分期不能用于描述潮湿相关性皮肤损伤,比如失禁性皮炎、皱褶处皮炎,以及医疗粘胶相关性皮肤损伤或者创伤伤口(皮肤撕脱伤,烧伤,擦伤)。

Ⅰ、Ⅱ期压力性损伤是部分皮层缺失,仍残留正常皮肤上皮组织、毛囊、汗腺,创面多数可以自行修复。

3. **Ⅲ期**　全层皮肤缺失,常常可见脂肪、肉芽组织和边缘内卷。在损伤的不同时期可见焦痂和/或腐肉。不同解剖位置的组织损伤深度存在差异,脂肪丰富的区域会发展成深部伤口,可能会出现潜行或窦道,但无筋膜、肌肉、肌腱、韧带、软骨和/或骨暴露。如果焦痂或腐肉掩盖组织缺损的深度,则为不可分期压力性损伤。Ⅲ期压力性损伤如果面积小或局部组织松弛,通过积极治疗可以换药愈合,大面积创面可能需要植皮手术。

4. Ⅳ期 全层皮肤和组织缺失,可见或可直接触及筋膜、肌肉、肌腱、韧带、软骨或骨组织。早期可见焦痂和/或腐肉。常常会出现边缘内卷,窦道和/或潜行。不同解剖位置的组织损伤深度存在差异,如果焦痂和/或腐肉掩盖组织缺损的深度,则为不可分期压力性损伤。Ⅳ期压力性损伤如创面大、范围广,更适合手术治疗。

对于Ⅲ、Ⅳ期压力性损伤,虽可通过换药使肉芽组织填充组织腔隙、伤口表面收缩和上皮化封闭创面,但是愈合时间漫长,坏死缺失的皮下组织、脂肪、肌腱、肌肉甚至骨不能再生,而是由瘢痕组织替代,可能需要2年以上才逐渐恢复强度,最多能达到70%~80%的原始强度。因此,压力性损伤患者容易在同一位置出现伤口反复发作,并加重加深。

5. 不可分期 全层皮肤和组织缺失,损伤程度被掩盖。由于被焦痂和/或腐肉掩盖,不能确认组织缺失的程度。只有去除足够的焦痂和/或腐肉才能判断损伤是Ⅲ期还是Ⅳ期。缺血肢端或足跟的稳定型焦痂(表现为干燥、紧密黏附,完整无红斑和波动感)不应去除。

6. 深部组织损伤 完整或破损的局部皮肤持续出现指压不变白现象,颜色为深红色、栗色或紫色,如表皮分离可呈现黑色的伤口床或充血水疱;疼痛和温度变化通常先于颜色的改变。在深色皮肤中上述颜色表现可能不同。这种损伤是由强烈和/或长期的压力和剪切力作用于骨骼和肌肉交界面导致。该期创面可迅速发展为暴露组织缺失的程度,也可能溶解而不出现组织缺失。如果可见坏死组织、皮下组织、肉芽组织、筋膜、肌肉或其他深层结构,说明这是全皮层的压力性损伤(不可分期、Ⅲ期或Ⅳ期)。该分期不可用于描述血管、创伤、神经性伤口或皮肤病。

7. 医疗器械相关性压力性损伤 使用医疗器械而导致的压力性损伤,损伤部位形状通常与医疗器械形状一致。这类损伤可以根据上述分期系统进行分期。

8. 黏膜压力性损伤 使用医疗器械导致相应部位黏膜出现的压力性损伤。这一类损伤无法进行分期。

需要特别注意的是压力性损伤的创面外观从发生到愈合是一个动态变化的过程,诊断应随之调整。虽然治疗不利、感染,以及全身情况不良会使创面恶化,但一般情况下压力性损伤的创面深度在压力性损伤形成时就已经确定,正确的治疗和预防措施可以避免创面进一步加深和扩大。不可分期和(可疑)深部组织损伤均不是具有明确损伤深度的诊断,随着创面进程的明朗,应该相应修正为Ⅲ或Ⅳ期压力性损伤。

临床上在治疗的同时还应该积极采取预防措施,降低复发率。加强局部皮肤的管理,及时调整体位,注意局部减负,改善皮肤护理,加强活动和使用预防性敷料,尽量避免复发。

四、下肢外周动脉疾病导致的创面

流行病学调查发现,国人下肢外周动脉疾病(peripheral artery disease,PAD)患病率为3.08%。下肢外周动脉疾病是下肢动脉血管粥样硬化的表现,下肢血管壁局部增厚,管腔直径缩小,部分患者可以出现下肢动脉缺血性溃疡,可见足趾端、踝侧、趾间或小腿皮肤局部坏死、溃疡、深达皮肤、皮下甚至骨,创面多数表现为渗出少、干燥,伴或不伴伤口疼痛。20%~40%的患者无足背动脉搏动,局部皮肤毛细血管再充盈时间>4秒,提示局部供血障碍。

考虑下肢动脉血管病变时,应测量踝肱指数。患者仰卧,在踝上部用测量血压套袖围住小腿,触摸足动脉搏动,然后在血管区域涂抹凝胶,在足背动脉或胫后动脉处,放置超声多普勒探头以检测超声信号,缓慢往套袖内充气直至超声信号消失,缓慢放气直至再次出现超声血流信号,此时的血压即为踝动脉收缩压;在上臂肱动脉处重复上述步骤。踝肱指数=踝动脉收缩压/肱动脉收缩压,该指数的临床意义见表1-1-1。

表 1-1-1 踝肱指数及临床意义

踝肱指数	临床意义
>1.2	血管有硬化或钙化
0.9~1.2	血管正常
0.7~<0.9	可能存在轻度阻塞性病变
0.4~<0.7	患者可能出现间歇性跛行,提示存在中、重度阻塞性病变,此时创伤后愈合受阻
<0.4	患者存在重度阻塞性病变和缺血,即将有肢体缺失的危险

对于下肢外周动脉疾病导致下肢创面的患者,首先要明确全身基础疾病状况,判断动脉粥样硬化对全身各系统器官的影响,请血管外科医生协作判断下肢动脉闭塞严重程度,注意辅助检查(如CTA血管造影等),必要时要尝试球囊扩张、血管支架再通血管或搭桥重建血管通路。同时,给予改善循环的相关药物。

应警惕严重的下肢动脉闭塞可能导致创面无法愈合,或者需要极其漫长的愈合过程。患者创面往往干燥、渗出少,周围组织或者其他部位可能继续发生干性坏死,清创术尽量避免使用止血带,以免加重病情。预防和控制创面感染,减少加深的机会。

对于下肢外周动脉疾病患者,特别要重视预防皮肤损伤,已经出现损伤的要重视并采取措施预防其加重,包括治疗全身疾病、改善循环、改善脏器功能,以减少其他危险因素。患有高血压、糖尿病者要及时正规治疗,调整生活习惯、适量运动、戒烟、戒酒。踝、足底、足趾等部位骨隆突多,皮下组织薄,一旦受到过度压力,容易发生局部坏死,平时生活中应注意自身检查或者家属帮助检查。

五、放射性溃疡创面

放射性溃疡为常见的皮肤放射损伤,主要见于恶性或良性疾病的放射性治疗、职业性或意外事故受照射及战时核辐射,分为早期放射性溃疡和晚期放射性溃疡(又称慢性放射性溃疡)。临床上慢性放射性溃疡在难愈性创面中约占8.4%。溃疡发生后,如不及时治疗,局部感染加上放射效应的作用,极易引起创面加深,甚至出现巨大溃疡,导致急性出血、全身感染等。

引起放射性损伤的射线主要是 X、γ 及 β 射线,损伤程度因射线的种类、剂量不同而有差别。高速的带电粒子(如 α 粒子、β 粒子、质子)及不带电粒子(如 X、γ 射线等)均可引起电离辐射,通过直接将能量传递给生物大分子如 DNA 及蛋白质,导致分子结构的改变和生物活性的丧失,也可通过直接作用于水产生自由基引起生物分子损伤。如果全身照射剂量>10Gy,一般于照射后 2 天内死于中枢神经系统损伤;如果全身照射剂量>4.5~10Gy,一般于照射后 10~14 天死于胃肠道及全身出血;如果全身照射剂量>2~4.5Gy,单纯全身照射的损伤有救治存活的可能,但如果同时伴有局部放射性烧伤和火焰烧伤,有严重的白细胞降低和免疫功能下降,则救治成功的可能性很小;如果全身照射剂量在 1～2Gy,对机体影响较小,患者可能存活,且不大可能引起局部放射性损伤。β 射线及软 X 射线损伤主要在皮肤浅层,硬 X 射线及 γ 射线穿透能力较强,损伤部位较深。现代放疗技术(如直线加速器等)虽然对皮肤损伤小,但对皮下及深部组织损伤大。调强适形放疗能有效提高治疗增益比,能最大限度地把剂量集中在靶区内,有效杀灭肿瘤细胞,保护正常组织,但即使如此,患者皮肤红斑、色素沉着发生率仍为 100%。

(一) 放射性溃疡的发病机制

不论何种原因造成的皮肤放射性损伤,都是由电离辐射作用引起的。在这一过程中发生辐射能量的吸收和传递、分子的激发和电离、自由基的产生和化学键的断裂等,引起生物大分子的损伤,使细胞、组织内的蛋白质、氨基酸、DNA 及 RNA 的碱基破坏和脱落,单链或双链断裂,分子中及分子间发生交联,肽键或其骨架断裂,破坏分子内部结构和功能。如牛血清白蛋白经电离放射照射后,沉降常数、黏度、折光指数和导电性能均起了变化;很多酶经照射后发生变性失活;生物膜受照射后发生膜表面电荷的变化和膜结构的改变,严重影响细胞的正常功能。

极大剂量(数百戈瑞)照射可使细胞中的蛋白质凝固,细胞立即死亡。若剂量较小,仅几个戈瑞或分次照射,虽然细胞的形态和某些功能与正常的细胞类似,但继续分裂增生的功能减退或丧失。如果其他条件相同,照射剂量越大,皮肤损伤越重,甚至可波及肌肉、骨、神经、大血管和内脏组织。如果照射剂量相同,则一次性照射要比小剂量多次照射皮肤损伤要严重。

皮肤受放射线损伤后,组织细胞的正常生理代谢发生变化,受损组织细胞的酶和染色体功能发生障碍,局部血管内膜发生炎性变化,管壁增厚,管腔狭窄甚至闭塞,血供障碍,组织细胞缺血,引起一系列组织进行性蜕变甚至坏死。放射损伤抑制成纤维细胞、血管内皮细胞和表皮细胞的再生,合成胶原纤维的能力降低甚至消失,难以形成血管芽和新生毛细血管,肉芽组织生成缓慢或完全停止,上皮覆盖缓慢甚至停顿,创面长期不愈合。

(二) 放射性溃疡的临床症状和体征

早期放射性溃疡是电离辐射后短期内出现的全层皮肤损伤,可迅速出现局部的烧灼、麻木、疼痛和肿胀,继之出现溃疡,如照射剂量不大,经创面换药处理多可愈合。

慢性放射性溃疡多在局部慢性放射性损伤的基础上发生,具有潜在性、进展性,创面大小不一,逐渐发展成严重放射性溃疡。溃疡创面常有自觉疼痛及局部触痛觉敏感,一些患者不愿接受创面及其周围的清洗或比较彻底的换药,以致创面及其周围常有分泌物或脓痂堆积,而堆积的脓痂下已愈合的皮肤可因腌渍又形成溃疡。一旦破溃创面很难自行愈合,在照射范围之内,溃疡有扩大加深的趋势。溃疡表面污秽,脓苔厚,基质凹凸不平,肉芽组织枯萎,增生不活跃,溃疡周围多为瘢痕组织环绕,皮肤色素沉着或减退,质坚硬如皮革(图 1-1-2)。其病程短则数月,长则数十年。局部组织再生能力很差,表现为基底肉芽组织贫乏、触之不易出血、与深层组织黏连紧密;同时抗感染能力下降,常合并感染,发生蜂窝织炎、淋巴管炎和淋巴结炎,并可能伴有高热甚至发生脓毒血症。

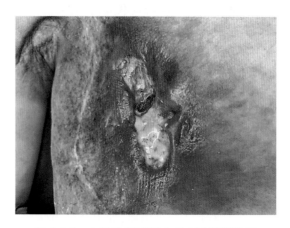

图 1-1-2　内层溃疡坏死区,外层瘢痕硬化区

局部皮肤常因轻度外伤就会破溃、坏死，顽固性反复发作，经久不愈。当溃疡创面接近或暴露出骨膜、神经干时，疼痛更为剧烈，有时患者彻夜不能入眠，需注射镇痛剂。位于大血管、神经周围的放射性溃疡，可出现神经刺激、受压而影响肢体活动，甚至因溃疡侵及大血管致血管破裂出血而危及生命。

（三）放射性溃疡的治疗原则

1. **全身性治疗**　应注意改善全身的营养状况、改善重要脏器功能、治疗并发症及潜在性疾病；控制血糖；改善患者心理状况等。

2. **创面保守治疗**　急性放射性溃疡多为小剂量多次照射后引起，如果创面不大，通过控制感染、促进愈合的保守换药治疗，多可自行愈合。愈合后的创面则应注意保护，注意皮肤清洁，涂无刺激性的润肤膏，尤其在冬天，要防止皮肤皲裂。避免局部再遭受物理或化学性的刺激，如防止受热、受冻，防止局部磨破或抓破；局部不能应用有刺激性的化妆品或药物；局部不要进行红外线、紫外线、超短波或微波等物理治疗。如需要手术，切口应尽量避开创面，不要直接在已愈合的创面上做切口。

3. **手术治疗**　慢性放射性溃疡，由于损伤范围广而深，邻近皮肤及组织也易受累，较难自愈，需要通过手术才能彻底愈合。术前应通过病理检查明确诊断，排除原发肿瘤的复发和放疗引起癌变的可能。手术中应当彻底清创，溃疡及周围病损组织尽可能切除干净，疼痛缓解是清创彻底的一个指征。如损伤范围涉及大血管、神经甚至累及脏器，可采取姑息清创，将坏死组织切除至略有出血的瘢痕组织层。因基底血运不良游离植皮往往难以成活，清创后的创面应以血运丰富的组织瓣覆盖，如局部皮瓣组织量小或受放射照射，难以满足修复需要，可选择轴型皮瓣、肌瓣、肌皮瓣修复。轴型皮瓣、肌皮瓣血运丰富，可改善局部血运及营养状况，有利于"生物性清除"，可保护深部重要组织，防止感染及严重并发症的发生，促进创面愈合。肌瓣、肌皮瓣组织量大，既能充填清创后形成的空腔，又能覆盖创面，便于成形及功能重建，常可就近移位，免去做血管吻合游离移植的风险。因为放疗对局部组织损伤较大，对轴型皮瓣、肌瓣或肌皮瓣的血管可能会有损伤，故术前须行血管造影或血管多普勒检查，以确保手术成功。

（周业平　覃凤均）

第二节　难愈性创面的外科治疗

过去难愈性创面主要继发于创伤、烧伤等外伤，随着创伤骨科内外固定技术和假体等医疗技术的进步，许多过去需要截肢的患者能够保肢成功，却遗留了慢性创面，成为难愈性创面。同时随着社会老龄化，人口平均寿命延长、疾病谱发生了改变，压力性损伤、糖尿病足及血管、淋巴源性疾病造成的慢性创面也在迅速增加。创面的成因由过去的以外伤为主转变为除了外伤还存在多种病因，如代谢性疾病、免疫性疾病、血管性疾病、放射损伤等。以笔者所在的北京积水潭医院烧伤科 2013 年 1 月至 2017 年 5 年间收治的住院患者构成为例，各种原因烧伤（热烧伤、热压伤、电烧伤、化学烧伤）的患者约占 18%，这是烧伤科的传统病种；烧伤及创伤后瘢痕畸形和功能障碍的患者约占 30%；而各种急慢性创面（创伤、骨髓炎、压力性损伤及糖尿病足等）的患者约占 52%，其中难愈性创面占很大比例。

一、难愈性创面的定义

在国际上，对难愈性创面中压力性损伤（pressure injury）、糖尿病足溃疡（diabetic foot ulcer）、放射性溃疡（radiation ulcer）等均有明确的定义和描述，而难愈性创面有"hard-to-heal wound, intractable wound, refractory wound, non-healing wound, difficult healing wound, chronic wound"等提法，名称不尽统一，更没有明确的定义。一般认为难愈性创面可以定义为由各种原因引起的，经正规治疗超过 8 周未愈合或没有愈合趋势的创面。主要包括：①外伤性创面，是由创伤、烧烫伤、电烧伤、化学烧伤等外伤造成的迁延不愈的慢性创面；②深度（Ⅲ、Ⅳ期）压力性损伤；③血管、淋巴源性溃疡创面，是由动脉缺血、静脉淤血或淋巴系统回流障碍引起的组织缺血、缺氧或水肿形成的慢性溃疡创面；④糖尿病性溃疡；⑤代谢性及自身免疫性溃疡，可以是代谢、免疫性疾病的皮肤表现，也可以是在免疫异常状态下组织损伤后迁延不愈的结果，如痛风结节性溃疡、坏疽性脓皮病等；⑥放射性溃疡，多为医源性，常在恶性肿瘤放疗中或之后出现；⑦癌性溃疡，可以是原发性皮肤癌，也可是在慢性瘢痕溃疡基础上形成的瘢痕癌性溃疡；⑧感染性溃疡，由病源微生物感染引起的溃疡，多见耐药菌、结核菌、病毒、特殊病原菌等感染。

难愈性创面的特点为：常有血运不良的深部组织外露，如骨组织、肌腱或腱膜组织；常有异物、坏死组织残留或潜腔形成；创面周围组织血运不良、缺血、缺氧或瘢痕形成；常伴有病原菌感染，特别是耐药菌感染。

二、术前检查和伤口床准备

难愈性创面的治疗往往是综合性的，包括创面的保守换药疗法、全身营养状态的调整和基础疾病的治疗、物理治疗和高压氧等辅助治疗及手术治疗。手术治疗强调以相对小的代价获得创面修复，保全功能或减少功能损害、减少残疾。优势在于疗程短、创面修复质量高、复发率低，缺点是创伤大、风险高，特别是需要切取自身组织进行创面修复，由此产生的功能和外观的损伤和缺陷应充分予以估计和权衡，只有当所得远远高于所失时才能实施。手术应本着生命第一、功能优先、重点部位优先、减少供区损伤和兼顾外观的原则。年老体衰和局部条件较差的患者，更需要慎重权衡，贸然进行复杂或创伤大的手术是危险的。

与其他所有择期手术一样，需要对接受手术的患者进行细致的全身检查和手术风险评估，充分估计手术带来的益处和损失，包括手术预期效果、手术次数增加、住院时间延长、供皮区损伤、经济方面的代价，以及手术失败的可能及补救措施，并就以上问题充分与患者进行交流，获得知情同意，以确保手术得到令患者满意的效果。

（一）重视病史的采集和分析

难愈性创面是由多种复杂原因造成的，致伤原因或部位不同造成的创面类型就有可能不同，而相同的致伤原因由于损伤部位、深度、持续时间及前期处理方法不同，有可能造成不同类型的创面；有时外观相近的创面，却是由完全不同的原因造成的。因此，我们在接诊患者时，要仔细询问受伤和治疗经过，认真分析创面及其形成的原因，并有的放矢地进行进一步的检查，最终选择妥当的治疗方法。

下面以几个临床病例说明病史采集的重要性。

患者男性，35 岁，自述 5 年前右大腿外侧不明原因出现疼痛、红肿伴发热，随后流脓，脓液为黄色浓稠液体，脓液流出后退热，经换药间断愈合，但不久又破溃，5 年间曾经在外院行 2 次切开引流手术，术后创面愈合时间较长，持续 3~5 个月后复发。近 1 年来，创面持续不愈、疼痛，并可在右大腿外侧触及明显肿物来诊。门诊检查所见，患者一般情况好，行走步态正常，深蹲时受限伴右大腿疼痛，右大腿外侧中部可见一直径 1.5cm 窦道口，周围稍红肿，探及深度

3cm,可挤压出少量渗出液,右大腿外侧深部肌肉间可触及一 4.5cm×8cm 肿物,质硬、不可移动,有轻度触痛(图 1-2-1A)。影像学检查在股骨中段外侧可见一 3cm×5cm 高密度影,未见骨质破坏(图 1-2-1B、C)。考虑的诊断有:软组织脓肿窦道形成;结核性脓肿(寒性脓肿);肿物(性质待查)。仔细检查创周皮肤,发现右大腿前侧中部距窦道口 10cm 处有一 0.5cm 直径的瘢痕,追问病史,自述为 7 年前酒后用烤肉竹签刺伤所致,几天后愈合,没有就医。这一病史对病情判断是重要提示,很可能是异物残留造成的创面不愈合。完善术前检查后,在腰麻下行手术扩创探查,于股外侧肌深方剥离出 3.5cm×5.5cm 肿物,质硬、与周围组织粘连紧密(图 1-2-1D),剖开肿物实为炎性窦道和瘢痕组织包囊,可见其中约 4.5cm 长的竹签,证实术前判断(图 1-2-1E)。创面缝合后一期愈合,半年后复诊无复发。

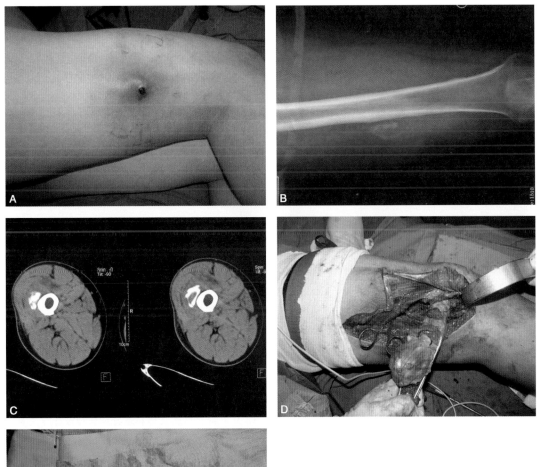

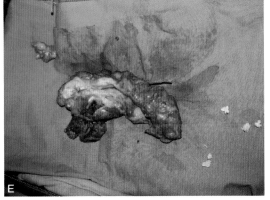

图 1-2-1　右大腿外侧慢性窦道手术探查情况
A.创面术前外观;B.术前 X 射线片;C.CT 断层扫描;D.术中可见似肿瘤样包块;E.取出的炎性窦道、瘢痕包囊和竹签异物。

下面4个病例均为踝关节周围的慢性创面,创面部位、外观都非常相近,但致伤原因完全不同。医生要善于通过仔细询问病史和必要的检查,做好伤病的诊断和鉴别诊断,避免误判,做到手术方案有的放矢。

患者踝部扭伤后肿胀疼痛,关节封闭注射治疗导致关节内感染,创面不愈合1年。患者曾关节内注射类固醇激素,并做过关节内的灌洗治疗,术前分泌物培养为金黄色葡萄球菌。术前检查:外踝部窦道可探及踝关节腔,活动关节时疼痛明显,并有稀薄脓液流出,X射线片可见关节面有破坏。手术方案:因关节内感染严重、关节破坏严重,扩创后关节内应用腓骨短肌充填死腔,并用逆行腓肠神经营养血管皮瓣覆盖修复创面,术后创面一期愈合(图1-2-2)。

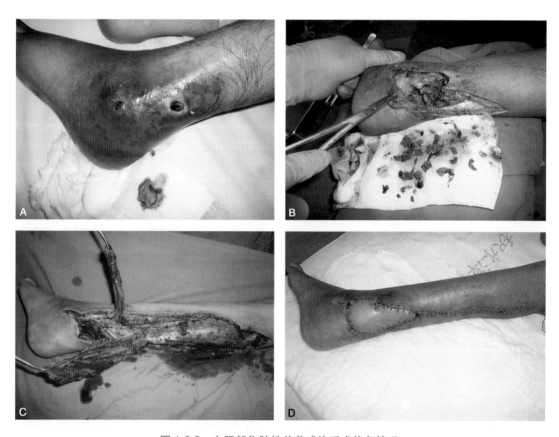

图 1-2-2 左踝部化脓性关节感染手术修复情况

A.术前创面外观;B.术中见踝关节腔内感染破坏严重;C.应用腓骨短肌肌瓣和逆行腓肠神经营养皮瓣修复创面;D.术后拆线时外观。

患者外踝部农用犁割伤,即刻给予清创包扎换药,大部分创面愈合,残留创面反复不愈合8个月,呈现脓肿—破溃—愈合—再脓肿—再破溃的过程,应用多种药物治疗,效果不明显。细问病史,患者受伤时穿旅游鞋,鞋面破损严重,因创面污秽清创后未予缝合,换药愈合。因正值农忙季节,创面处理后仍继续劳作,关节活动基本正常、无明显疼痛。推测仅为皮肤软组织损伤,未累及肌腱、关节囊,未侵及关节内。手术中可见皮肤软组织内大量异物碎片(旅游鞋布面材料),切除感染软组织、取净异物碎片后,创基良好,移植中厚皮片打包包扎,创面一期愈合(图1-2-3)。

患者踝关节骨折行跟骨牵引后1年多创面不愈合。细问病史,跟骨牵引期间,针道清洁无

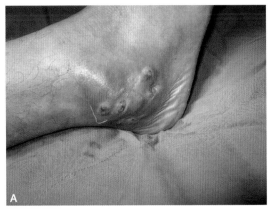

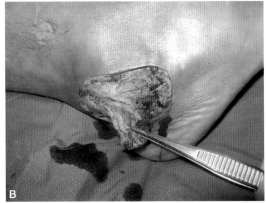

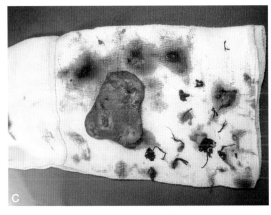

图 1-2-3　右踝外侧外伤后慢性创面手术探查
A. 术前创面外观；B. 术中可见创面深部软组织内
异物残留；C. 取出的异物。

明显感染迹象，手术后创面愈合好。X 射线片可见内固定物无明显搓动、骨折愈合好、跟骨窦道清晰、周围有骨化现象，无明显虫噬状骨破坏。创面位于跟骨外侧，窦道分泌物不多，深度不足 1cm，触痛明显。根据病史考虑异物的可能性最大。术中从窦道内取出 2.5cm 纱条，为用于封闭针道口而缠在牵引针上的纱条，手术仅用时 15 分钟左右，创面冲洗后包扎，很快愈合（图1-2-4）。

患者右踝关节不明原因疼痛、肿胀、破溃 9 个月。保守换药治疗不愈合。细问病史，患者为井下采煤工，有尘肺病史，患病期间有间断午后低热病史。检查创面，窦道口直径 2cm，可探及关节骨质，有稀薄脓液及干酪样物质流出，分泌培养有金黄色葡萄球菌，X 射线片可见关节

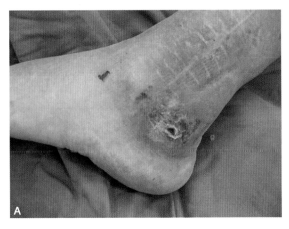

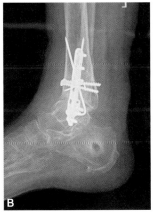

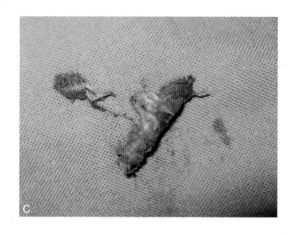

图 1-2-4　右踝部跟骨牵引后遗留的慢性创面
A. 左外踝术前外观；B. 术前 X 射线片；C. 跟骨窦道中取出的异物。

内骨质破坏。术前诊断考虑结核性关节脓肿可能性大。术中证实术前诊断，可见关节破坏严重，大量干酪样物质，术后病理检查也证实为结核感染。扩创后予以负压创面治疗，并给予抗结核治疗，二期封闭创面（图 1-2-5）。

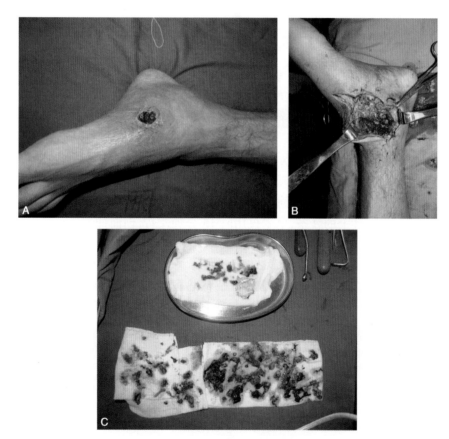

图 1-2-5　左踝内侧寒性脓肿创面
A. 术前外观；B. 术中见踝关节内破坏严重；C. 取出大量坏死组织和干酪样物质。

（二）细致的创面检查

尽管很多情况下最终明确诊断有赖于术中的直观检查和判断，但术前通过必要的检查判断创面及周围组织的损伤范围和程度，有利于在术前确立创面修复方法及术中预案的选择，包括创面涉及的组织结构(皮肤、筋膜、肌肉、肌腱、血管和神经、骨骼等)和功能障碍、影像学检查(X射线片、CT、磁共振成像、血管造影等)。

1. 围手术期感染相关检查　难愈性创面情况复杂,持续时间长,大多合并程度不同的污染和感染,因此手术前做好感染相关的检查是非常必要的。另外,对于存在感染的慢性创面手术可能打破原有组织屏障,造成感染的播散,特别是耐药菌感染,术前要做好细菌学调查,以便术后有针对性地选用抗生素。相关检查包括血常规、C反应蛋白、血沉、细菌学检查(必要时包括厌氧菌、抗酸杆菌和病毒的检查)及药敏。

2. 全身情况评估　对于手术患者来说,除创面的检查和评估外,还应包括心肺功能评估、营养状态评估、神经精神状态评估、运动能力评估、血栓风险(VTE)评估等,因为这些都直接关系到手术的安全性、创面修复手术的选择及术后的恢复,应引起高度重视。许多慢性创面患者都合并程度不等的基础疾病,术前应在相关科室协作下进行治疗和调整。如糖尿病引起的慢性溃疡(糖尿病足)择期手术时,一般建议术前空腹血糖水平应控制在7.8mmol/L以下,餐后血糖控制在10mmol/L以下。有研究表明,未接受胰岛素治疗、血糖未控制或控制不佳,或未诊断的糖尿病患者手术死亡率是非糖尿病患者的18倍,是已确诊糖尿病患者的3倍。因此,所有手术患者完整的术前评估均应包括糖代谢水平的检测。对糖尿病患者的手术治疗应以安全、简单为基本原则,术前对患者接受手术和麻醉的耐受性进行充分评估是保障手术安全的重要环节。另外,低蛋白血症等营养不良状况也会直接导致术后创面不愈和植皮成活不良。

对于创面污秽、坏死组织存留多或界限不清、感染严重的创面,在充分的清创和准备之后再施行手术,可以明显提高手术成功率和修复效果。其中负压创面治疗在伤口床的准备中应用广泛,研究证明,负压创面治疗不论在慢性创面还是急性创面的治疗中都显示出有效性,缩短术前准备时间、加快肉芽组织生长速度、减少截肢率及创面感染率。

三、难愈性创面手术方法的选择

(一) 应用组织瓣的方法修复创面

目前应用各种皮瓣、肌瓣、肌皮瓣和筋膜瓣修复难愈性创面是主要手术方法,特别是在复杂性下肢损伤中,可以明显改善创面的修复质量和提高保肢率。皮瓣分轴行皮瓣和任意皮瓣,前者有相对固定的血管供血,血运可靠;后者皮瓣内没有固定的主要血管,靠皮瓣内的血管网供血,因此皮瓣受长宽比例的限制;筋膜瓣是在任意皮瓣的基础上向深部切取带有深筋膜或肌膜的皮瓣,血运较任意皮瓣改善,长宽比增加,更利于应用。肌瓣和肌皮瓣的组织量丰富,血运充沛,抗感染能力强,用于感染严重、腔隙大、组织缺损量大的创面,有较好的充填腔隙、修复缺损和控制感染的作用。20多年来,穿支皮瓣成为人们研究和应用的热点之一,它属于轴行皮瓣的一种,主要有直接皮肤穿支、肌间隔穿支和肌皮穿支三类血供类型,其特点是全身分布广泛,可形成穿支皮瓣的穿支血管有370多支,不损伤主要血管,血运可靠,可以形成岛状皮瓣移转更方便。必要时可以联合肌瓣使用,增加充填和抗感染能力。应用组织瓣的手术方法,特别适合修复有深部骨、肌腱或腱膜、神经、血管组织外露的创面和身体易受压迫部位的创面,以及后期需要再行修复或重建功能的创面。但应当认识到,组织瓣的切取必然带来供瓣区外形或功能的损害,特别是肌瓣和肌皮瓣的切取,其所行使的运动功能将丧失或减弱,应当选择有协同肌可以代偿其功能、不会因为肌肉移走后引起明显功能障碍的肌皮瓣。应用组织瓣修复的创面要做好引流,必要时给予灌洗治疗,通过机械性的冲洗作用,减少局部感染的形成,引流渗血、渗液。

组织瓣主要用于下列6类创面的修复,这些创面直接植皮不易成活或不能达到预期目的。

1. 重要器官组织外露的创面 对于脑、心、肺、腹腔脏器及重要的血管、神经暴露的创面，应用血运丰富的组织瓣修复对器官组织是必要的保护，避免进一步的损伤，也有利于感染的控制，多可以达到一期封闭创面的目的。

下面是一例颅骨缺损脑组织外露创面的修复。患者女性，32 岁，美容个体从业者，因面部脂肪注射充填致脑血管脂肪栓塞伴头皮颅骨缺损 2 个半月入院。患者术中突发左侧肢体无力，意识丧失。影像学检查可见右侧颈内、外动脉、颞浅动脉同时出现栓塞，遂急诊行右侧额颞顶部去骨瓣减压，术中切取栓塞血管病理检查，证实大脑中动脉为脂肪栓塞，导致右侧脑组织大面积缺血坏死、颞顶部头皮出现大面积坏死。术后继发感染，脑组织外露和脑脊液外漏，后经腰椎穿刺置管行脑脊液引流。入院检查：右颞顶部可见蒂在前额部的 U 形头皮瓣切口，头皮瓣远端坏死 7cm×12cm，颅骨缺损范围 13cm×17cm，创面感染有脓性分泌物，有清亮脑脊液外流，脑组织外露 2cm×3cm（图 1-2-6A、B），头部 CT 可见颅骨和脑组织缺损情况（图 1-2-6C），DSA 显示包括右侧大脑中动脉及颞浅动脉在内的大范围血运中断。同时伴有左侧肢体瘫痪、吞咽障碍、排尿功能障碍，认知功能障碍。

手术清创后可见硬脑膜部分缺如，脑组织外露 2cm×10cm（图 1-2-6D），应用耳胶粘合自体筋膜做补片封闭脑脊液漏口（图 1-2-6E）。于右侧背部设计下部斜方肌肌皮瓣（图 1-2-6F），转移至头部覆盖头皮缺损，背部供瓣区直接拉拢缝合（图 1-2-6G～I）。于术后 3 周行皮瓣断蒂，创面得以修复（图 1-2-6J）。在这个病例中斜方肌肌皮瓣对外露脑组织是很好的保护，也为后期钛板修复颅骨缺损创造了必要的条件。

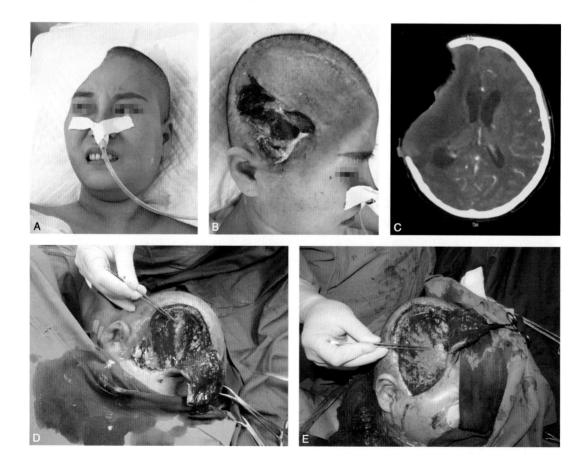

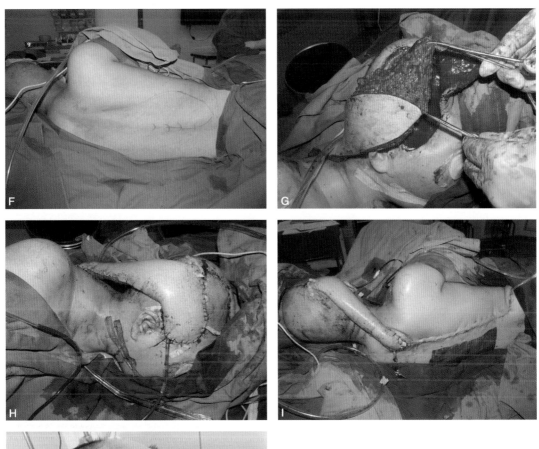

图 1-2-6　面部自体脂肪注射致脑栓塞伴头皮、颅骨缺损开放创面的修复

A、B.伤后 2 个半月入院时正、侧位观;C.头部 CT 影像;D.术中扩创,可见脑组织外露及脑脊液漏;E.扩创后用耳胶粘合自体筋膜组织修补脑脊液漏;F.下部斜方肌肌皮瓣设计;G.用下部斜方肌肌皮瓣及携带的软组织充填凹陷并覆盖创面;H、I.手术后情况;J.术后 3 周创面情况。

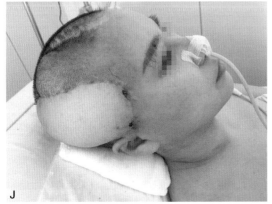

　　2. **重要组织结构损伤,需要后期进行重建修复的创面**　对于有重要功能结构损伤的创面,愈合创面不是唯一目的,更重要的是组织结构修复和功能重建,因此换药愈合和植皮手术不能满足后期修复的组织条件,只有组织瓣可以满足后期修复的需要。

　　下面是一例腕部电烧伤创面皮瓣修复及二期功能重建的病例。患者男性,32 岁,电工。双手、右腕部、右肘部、会阴、右膝及双前足 10 000V 高压电烧伤,伤后 1 天来院。其中电烧伤入口为右手(图 1-2-7A),出口为双前足,损伤较重。手术可见正中神经、尺神经完全损伤,尺动脉栓塞、掌长肌、屈指深浅肌、尺侧屈腕肌完全损伤,扩创时将上述损伤结构切除(图 1-2-7B),应用同侧胸脐皮瓣覆盖创面(图 1-2-7C、D)。皮瓣 3 周后断蒂,创面一期愈合(图 1-2-7E)。伤后 8 个月,行功能重建手术,一期取腓肠神经(双股)移植吻合正中神经恢复手部感

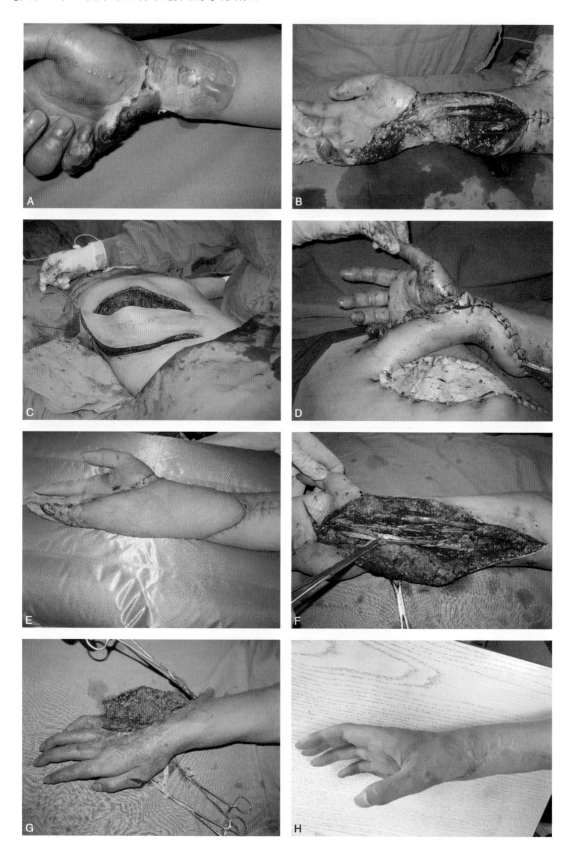

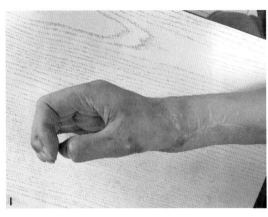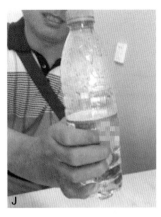

图 1-2-7　腕部电烧伤创面的皮瓣修复和二期功能重建

A.伤后右腕部电烧伤创面;B.伤后 1 周,扩创后创面情况;C.掀起胸脐皮瓣;D.胸脐皮瓣覆盖腕部创面;E.皮瓣断蒂术后;F.二期行正中神经、屈指深肌肌腱移植;G.二期行尺侧伸腕肌肌腱移位重建拇外展功能;H.伤后 1 年,手功能情况(伸位、拇外展位);I.伤后 1 年,手功能情况(屈位、对掌位);J.恢复持物功能。

觉,同时行异体肌腱移植重建屈指深肌功能(图 1-2-7F),术后 6 个月复诊,拇、示、中指感觉部分恢复,屈指深肌屈指功能恢复。伤后 1 年,行尺侧伸腕肌腱移位重建拇外展功能(图 1-2-7G),至此,右手功能重建手术基本完成,患手恢复部分感觉和持握功能(图 1-2-7H~J)。

在这一病例中,腕部电烧伤的创面修复不能仅仅满足于创面愈合,应考虑到手功能重建。因电烧伤创面早期损伤复杂、界限不明确,创面多合并感染,一期功能重建有一定困难。因此,一期创面覆盖时主要部位不能采用植皮的方法,而应根据条件选择腹部皮瓣或游离皮瓣修复,而且皮瓣要足够大,为二期神经和肌腱移植、移位创造有利条件。二期功能重建分期实施了正中神经移植、屈指深肌肌腱移植和尺侧伸腕肌肌腱移位的手术,均是在一期皮瓣修复基础上完成的。

3. **有较高外观要求部位的创面**　皮瓣是复合组织,有完整的皮肤和皮下脂肪,除了与受区组织厚度上可能出现差别以外,不论外观、质地和弹性均与正常皮肤无异,厚度的差别也可以通过后期脂肪修剪予以改善,对有较高外观修复的创面是非常适合的。

下面是一例颜面部皮肤软组织缺损创面的皮瓣修复。患者男性,21 岁,学生。因车祸致右面部约 10cm×12cm 皮肤软组织缺损,面部肌肉、腮腺及面神经等组织外露,形成约 1.5cm 凹陷,创周皮肤呈白色焦痂样改变,创缘不整,附着大量泥沙杂物,右耳郭捻锉严重,已完全离断(图 1-2-8A)。修复时除考虑腮腺、面神经的覆盖,还应考虑术后外观,避免采用简单的植皮手术。术中选择以颈横动脉前穿支为蒂的锁骨上皮瓣,大小约 13cm×18cm,远端达三角肌中部,皮瓣翻转 180° 覆盖面部创面,皮瓣中心开孔重建外耳道,供瓣区移植中厚皮片(图 1-2-8B、C)。术后 2 周拆线皮瓣成活良好。半年后进行耳再造和进一步修复(图 1-2-8D)。

锁骨上皮瓣邻近面颈部,皮下脂肪较少,色泽质地和厚度均与面部接近,蒂部血管解剖比较恒定变异较少,是颜面创面修复的首选皮瓣。

4. **内固定物或假体外露的创面**　骨折内固定物或关节假体外露的创面,如不能及时修复,常导致内固定物及假体周围组织发生感染,一旦发生严重感染常不得不取出内固定物或假体,导致手术失败,后果严重。应用血运丰富、抗感染能力强的组织瓣修复此类创面是最佳选择。

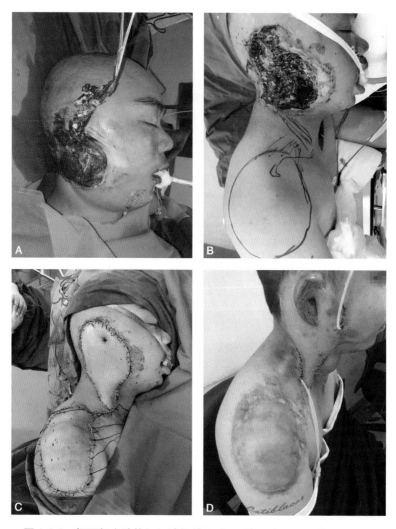

图 1-2-8　颜面部皮肤软组织缺损伴腮腺、面神经外露创面的皮瓣修复

A.伤后即时清创,右耳缺失,面部皮肤大面积摩擦坏死,可见腮腺和面神经
外露;B.伤后第 5 天,术前创面情况及手术设计;C.应用锁骨上皮瓣修复创
面,供瓣区植皮;D.半年后进行耳再造和进一步修复整形。

　　下面是一例膝关节置换术后皮肤坏死假体外露创面的修复。患者女性,72 岁,右膝关节置换术后切口周围皮肤软组织坏死 2 个月,假体外露 1 周。检查可见右膝关节前外侧 13cm 纵形手术切口瘢痕,切口中段 8cm×2cm 皮肤坏死,裸露皮下组织及部分关节囊,少量炎性分泌物,未与关节腔相通(图 1-2-9A)。手术切除膝关节外侧坏死组织后关节开放、假体外露,关节腔内未见明显炎性分泌物(图 1-2-9B)。设计右小腿腓肠肌内侧头肌皮瓣,覆盖裸露关节,供瓣区拉拢缩小并植皮,术后予以关节内灌洗、引流 1 周,术后 3 周拆线,创面愈合良好(图 1-2-9C)。

　　5. 骨折部位外露的创面　骨折部位外露的创面不同于单纯的骨外露创面,缺少骨膜、没有良好血运组织的覆盖,骨折愈合困难,也容易出现继发髓腔内感染,宜尽早应用组织瓣修复。

　　下面是一例胫骨骨折端外露创面的修复。患者男性,41 岁。车祸导致右下肢、骨盆、肋骨等全身多处骨折,伴血气胸,伤后在当地医院予胸腔闭式引流、右下肢外固定、胫前动脉吻合

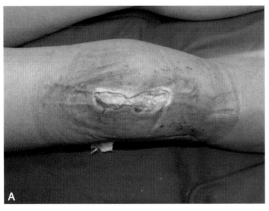
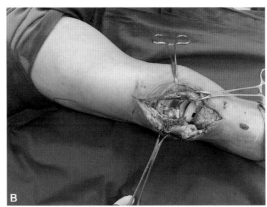
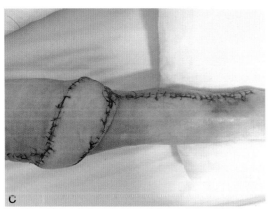

图 1-2-9　皮肤坏死关节假体外露
A. 膝关节置换术后 2 个月, 皮肤坏死; B. 切除坏死组织后, 人工关节假体外露; C. 应用腓肠肌内侧头肌皮瓣修复创面。

术, 伤后 1 个月余因胫骨外露创面入院。检查可见右小腿外固定架固定, 右小腿中下部大片皮肤坏死, 皮下有炎性分泌物, 右踝关节活动受限, 右足背感觉麻木, 足趾背伸跖屈受限, 各足趾感觉、血运正常(图 1-2-10A)。血管造影检查可见右小腿腘动脉→胫后动脉→足底动脉通畅, 胫前动脉闭塞, 足背动脉为足底动脉血流经动脉弓逆向充盈。术中探查小腿创面, 可见胫骨骨折端外露, 胫前动脉未扪及, 可见胫前动脉血管吻合口内有血栓形成, 胫神经已离断(图 1-2-10B)。设计应用股前外侧游离皮瓣修复, 利用受区已中断血流的胫前动脉为皮瓣供血, 皮瓣大小 24cm×12cm(图 1-2-10C、D), 供皮瓣区植皮。术后皮瓣成活良好, 2 周后拆线, 创面愈合(图 1-2-10E)。

　　骨折部位的创面修复, 不但要考虑创面的覆盖, 还要有利于骨折愈合和后期有可能进行的结构修复和功能重建。因此, 根据创面的位置和大小, 选择局部、远位皮瓣和肌皮瓣, 包括游离组织移植修复, 是较好的选择。

　　6. 慢性放射性溃疡创面　慢性放射性溃疡是放射线造成的组织损伤, 大多发生于肿瘤放疗后数年至十余年, 其中乳腺癌术后放疗形成的胸壁溃疡比较常见, 由于射线穿透力强, 不论肿瘤组织还是正常组织, 接受一定剂量的放射线后, 都会出现同样程度的损伤, 组织修复能力受到抑制, 一旦溃疡形成很难通过保守换药方法愈合, 并伴有明显的疼痛不适。由于溃疡的伤口床血运不良、愈合能力差, 手术植皮较难成活, 勉强愈合的创面非常脆弱、容易复发, 多采用血运丰富的皮瓣或肌皮瓣修复。

　　下面是一例乳腺癌术后胸壁放射性溃疡创面的修复。患者女性, 55 岁。右乳腺癌切除、放疗术后 5 年, 右胸部放射性溃疡 1 年半。溃疡自初发时指甲大小逐渐扩大, 虽经过多方换药

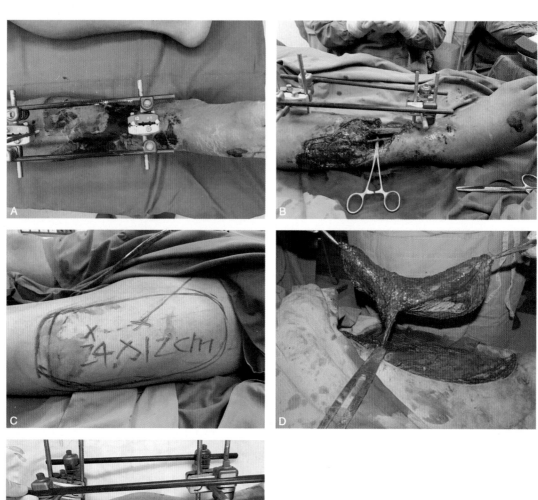

图 1-2-10 骨折部位外露创面的皮瓣修复
A. 入院时右小腿创面情况；B. 扩创可见胫前动脉栓塞(吻合术后)，胫前肌群断裂缺失；C. 供瓣区手术设计；D. 掀起左侧股前外侧皮瓣；E. 游离皮瓣移植后 10 天，皮瓣成活良好，创面修复。

治疗不能控制，就诊时溃疡约 4.5cm×8cm，表面污秽、有脓性分泌物，胸壁组织破溃，可见第二、三肋骨外露及心包、心脏搏动(图 1-2-11A)，并发生过多次胸部血管破裂出血。患者疼痛明显。全麻下行扩创术，咬骨钳咬除第二至五肋骨的部分坏死骨，扩大切除溃疡及周围瘢痕硬化组织，创面为 12cm×15cm(图 1-2-11B)，应用右侧腹直肌肌皮瓣转移修复创面，下腹壁供瓣区应用涤纶补片修补加强腹壁(图 1-2-11C)。术后肌皮瓣血运良好，创面修复、疼痛明显减轻。

（二）应用抗生素人工骨治疗慢性骨髓炎

由于抗生素的有效治疗，血源性骨髓炎的发生率逐渐减少，创伤及内固定手术后相关骨髓炎占比增加，约占骨髓炎总体发病率的 80%。其中 10%~30% 的急性骨髓炎转为慢性骨髓炎。骨折术后感染的发病率在 5% 左右，而开放性骨折术后感染的发病率达 4%~64%，平均为 30%。

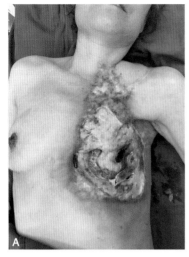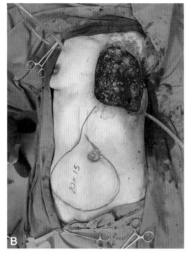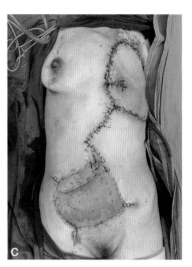

图 1-2-11　放射性溃疡的皮瓣修复

A.胸壁放射性溃疡创面;B.扩创后创面情况及腹直肌肌皮瓣设计;C.应用右侧腹直肌肌皮瓣修复胸部创面,下腹壁应用补片加强并植皮。

Gustilo ⅢB 型骨折深部感染率达 12%~20%,美国骨髓炎的发病率达每年 24.4/10 万人。

1.慢性骨髓炎的定义和诊断　2017 年相关专家共识强调,符合以下 4 点之一可以诊断为骨感染:骨组织病理学证实感染、存在与骨或内植物相通的窦道、术中发现骨组织中脓液、细菌培养阳性。另外,X 射线、CT、MRI、PET 均有辅助诊断作用。慢性骨髓炎被定义为:由化脓性细菌经血液循环或者外伤侵入骨组织引起的骨膜、骨质和骨髓的慢性炎症,主要临床特点是骨组织增生、硬化、坏死,形成窦道、死腔或死骨。以往使用 Waldvogel 骨髓炎分型法,按时间因素分为急性骨髓炎和慢性骨髓炎,按病因分为血源性骨髓炎及继发感染接触型骨髓炎。此种分型方法忽略了骨髓炎的分期及严重程度,并不具有临床指导意义。目前更多使用慢性骨髓炎 Cierny-Mader 分型,依据感染严重程度分为 4 型,Ⅰ型:髓内型,感染局限于髓腔,常见髓内钉术后感染;Ⅱ型:表浅型,常见慢性创面感染的骨皮质;Ⅲ型:局灶型,感染侵及某节段骨质全层;Ⅳ型:弥散型,骨骼全层及周围软组织感染。针对患者也有 Cierny-Mader 分型,A 型:身体功能正常的患者,无其他疾病和功能障碍;B 型:患者有一个或多个局部(血管疾病、慢性水肿、放射或瘢痕纤维化)或全身性的影响因素(如使用药物、吸烟、糖尿病、恶性肿瘤、免疫缺陷、营养不良);C 型:患者受到严重的感染,自身机体损坏严重,多发的全身及局部损伤。依据不同的分型可以对患者进行分类,从而选择更有针对性、更有效的治疗方案。

由于病灶内瘢痕组织和坏死组织的残留、局部血运较差及药物难以达到有效浓度等条件的制约,慢性骨髓炎的治疗较为困难,常迁延不愈。细菌生物膜的形成、细菌谱的变化和细菌耐药性增加、L 型细菌的存在及清创不彻底、抗生素应用缺乏科学的统一标准、机体生理营养状态差,均是发生慢性骨髓炎的相关因素。

2.慢性骨髓炎常见治疗方法

(1)组织瓣修复手术:即在彻底清创、去除坏死骨并开放髓腔的基础上,使用皮瓣、肌瓣覆盖填塞骨髓腔。组织瓣血运丰富,可将抗生素输送到局部,具备抗感染能力;组织瓣可以填塞、消灭死腔,控制感染灶产生;严格清创、去除坏死骨是治愈骨髓炎的前提,组织瓣血运良好成为治愈关键。但该治疗方法存在组织损伤和破坏的缺点,多适用于软组缺损的骨髓炎治疗。

（2）抗生素骨水泥链珠髓腔置入：彻底清创后，根据细菌培养结果，应用敏感抗生素放入骨水泥内制成链珠置入髓腔。抗生素骨水泥可缓慢释放抗生素，达到局部高血药浓度，高效杀菌；抗生素骨水泥还可填塞骨髓腔。缺点是抗生素骨水泥不具有血运，坏死组织的清除完全取决于清创手术；抗生素骨水泥制备过程中存在发热反应，可能会影响抗生素活性；抗生素骨水泥需二期手术取出，切口反复开合，影响愈合；抗生素骨水泥价格较高。该方法多适用于无软组织缺损的骨髓炎治疗。

（3）感染骨段截除——骨运输：将感染、坏死骨完全截除，消除病灶，放置可延长外固定架（伊里扎洛夫外架），进行骨运输治疗；如有软组织缺损空腔需要组织瓣移植或抗生素骨水泥填塞。但是感染、坏死骨的判断有赖于经验，骨运输耗费时间长，患者需长期佩戴外架，骨运输过程可能存在软组织阻挡问题等。此方法适用于长管骨大段坏死缺损的骨髓炎。

（4）骨开窗灌洗法：在彻底清创的基础上，放置冲洗管路（入路和出路），术后 3～5 天内大量含抗生素的生理盐水进行冲洗，随后维持冲洗 2～3 周，通过局部应用较高浓度敏感抗生素，达到杀菌作用，当冲洗液清亮并多次细菌培养阴性后，即可拔除冲洗管。该方法操作损伤小、费用低，但存在导管堵塞、外渗（体外及髓腔外）、脱落的风险，且受体位影响较大；冲洗管处皮肤容易形成较大窦道；局部冲洗可能不充分。此方法既可以单独使用，也可以根据具体情况联合应用。

3. 应用抗生素人工骨治疗慢性骨髓炎　目前以硫酸钙为主要成分的人工骨广泛应用于临床。硫酸钙应用于临床已经超过 90 年，具有生物相容性好、骨传导特性极佳、无致敏及排异反应、无供区并发症、良好的载药性等优点，且价格低、来源充足。人工骨载药较以往骨水泥载药具有很大的优势，特别是低热度反应可以最大限度减少组织损伤，降低热力导致的药物失活，并且不必二次手术取出。硫酸钙抗生素人工骨抗生素释放持续而稳定，可以有效杀菌或抑菌持续至 6 周，可以有效填充缺损，消灭死腔。抗生素人工骨也存在不足之处，如持续液化可能会超过 1 周，特别是大量抗生素人工骨持续接触软组织的情况下，快速液化更加明显；载药种类需要严格依照细菌培养结果选择，可能会出现偏差造成感染不能控制或复发。此方法多适用于软组织完整或缺损不多、骨髓腔开放但骨质缺损不多的慢性骨髓炎的治疗。同样抗生素人工骨治疗慢性骨髓炎也以彻底清创、去除坏死骨质为基础，局部填塞、通畅引流并进行良好覆盖，最终治愈。

应用抗生素人工骨治疗无软组织缺损的胫骨慢性骨髓炎（图 1-2-12）时，术中需根据软组织及髓腔内感染情况认真判断骨质是否坏死，去除坏死骨质要充分；在术前细菌培养的基础上，术中取创面深部组织并使用增菌管、肉汤培养基以增加细菌培养的阳性率和可靠性；引流管需要放置到位，根据引流量、引流液情况决定何时拔除引流管，通常引流液<15ml/24h，且引流液清亮时，可拔除引流管；如果能够利用周围肌肉等软组织充填扩创后的死腔且不造成新的损伤，则为优选，根据骨质缺损情况决定后期是否植骨。内固定是否能够存留，需要对病情进行综合评估，如果内固定物周边存有大量的脓液及炎性分泌物，骨质破坏、骨折持续不愈合且无愈合趋势，内固定松动、失效，明确的骨髓腔内感染，或者骨质已经愈合但强度未能完全恢复，可以考虑去除内固定物。内固定物去除后一方面消除了异物存在对感染控制的影响，另一方面可以更加彻底处理坏死骨及髓腔内感染；如果选择组织瓣转移填塞，去除内固定物后可以使组织瓣充分覆盖创面并有效粘合，有利于感染的控制。若为骨折术后早期（通常 1 个月以内），过早去除内固定物会导致骨折端移动、错位、骨不连，同时内固定物周边及骨感染并不明确，亦未发现相关骨髓腔感染征象，可以暂时保留内固定物。

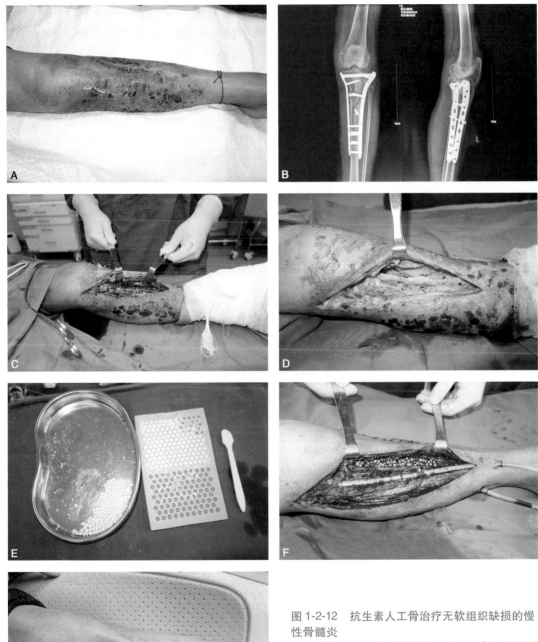

图 1-2-12　抗生素人工骨治疗无软组织缺损的慢性骨髓炎

A.慢性骨髓炎术前窦道持续存在;B.骨折内固定术后 X 射线片;C.扩创时见胫骨内侧、外侧骨质感染坏死严重;D.内侧扩创开窗清除髓腔内大量感染组织;E.依据术前细菌药敏结果制备抗生素人工骨;F.髓腔内填充人工骨,放置引流管;G.术后创面愈合良好,随访 6 个月无复发。

对于存在窦道、软组织缺损及骨或内固定物外露的慢性骨髓炎,可应用抗生素人工骨联合皮瓣的方法治疗(图1-2-13)。手术清创后,根据术前细菌学检查和药敏结果选择敏感抗生素制备抗生素人工骨,并填塞于骨缺损处,根据软组织缺损情况设计皮瓣或肌瓣覆盖创面。治疗慢性骨髓炎并修复软组织缺损的创面时,既要考虑骨髓炎的治疗,也要兼顾创面的修复,置入抗生素人工骨的创面,如不能直接拉拢缝合,不应选择植皮的方法,也不宜应用临时性覆盖材料(如负压创面治疗材料)覆盖,而应选择血运良好的组织瓣覆盖创面,此时皮瓣或肌瓣是最好的选择。术后由于材料本身的液化现象,会有一定的创面引流量,应关注引流液的颜色、混浊度,当每日引流量小于15ml时可以拔除引流管。

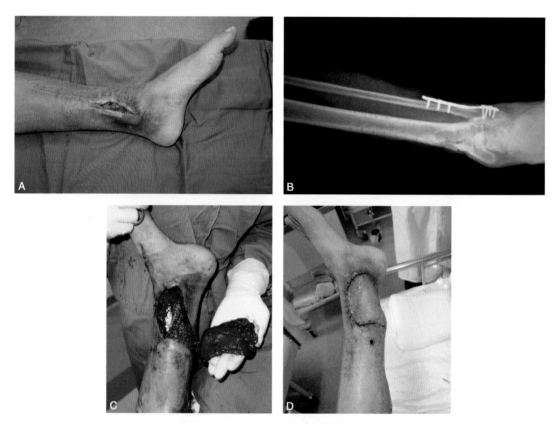

图1-2-13　抗生素人工骨联合皮瓣治疗合并软组织缺损的慢性骨髓炎
A. 内侧创面皮肤缺损,骨质外露;B. X 射线片提示骨质破坏;C. 清创后放置抗生素人工骨,腓肠神经营养血管皮瓣覆盖;D. 术后 3 周余创面愈合情况。

总之,抗生素人工骨为临床治疗骨髓炎提供了新的思路和新的方法。彻底的清创、去除死骨、选用敏感的抗生素是治疗成功的关键,对于合并软组织缺损的骨髓炎需要联合组织瓣移植进行治疗。

（三）应用植皮手术修复创面

植皮手术方法简单,供皮区损伤依取皮厚度略有不同,中厚皮片以上的取皮应考虑预防瘢痕增生,刃厚皮片(又称薄断层皮片)损伤很小,在创面基底血运丰富和没有严重感染的情况下,植皮很容易成活。即使在有肌腱和骨质外露的情况下,只要腱周组织(腱膜)和骨膜存在,通过植皮手术仍可以很好地修复创面。特别是在患者高龄、有基础疾病(如糖尿病)及合并症的情况下,植皮手术最终的修复效果是满意的。通过与负压创面治疗技术联合应用,可提高植皮的成活率。但在具体手术操作中仍有许多值得注意的地方,首先在创面基底的处理上要尽可能地去除感染、失活的组织,对已经坏死感染的肌腱应彻底切除,外露骨应去除表层干燥脱水、感染坏死的骨质,扩创后如骨质表面有渗血现象,有利于植皮的成活。小面积的肌腱、骨质外露可以应用周围正常筋膜、肌肉组织拉拢覆盖,面积较大时则需要应用皮瓣和肌皮瓣修复。扩创后的创面要认真清洗并用聚维酮碘等消毒剂湿敷,以尽可能减少局部细菌量。慢性创面植皮以刃厚皮片为主,并在皮片上适度打孔引流,避免术后皮下积血和积液影响成活。移植皮片应妥善固定,并适度加压包扎或配合负压创面治疗技术的使用。不提倡局部应用抗生素,特别是把全身性应用的抗生素在创面局部应用。但根据术前细菌学调查,术前 30 分钟至术后1~3 天,可以给予敏感抗生素静脉输注,以控制局部和有可能扩散的全身感染。一般术后 3~5天换药。

（四）应用人工真皮修复难愈性创面

20 世纪 80 年代 Yannas 和 Burke 报道了应用表层为硅胶膜、内层为胶原海绵双层结构的人工真皮修复烧伤创面的成功病例,其基本的修复机制是借助胶原海绵的网状支架结构,使创面正常组织中的血管芽和成纤维细胞等种子细胞有序长入其中,构建血运良好的类真皮组织,随后在其上移植刃厚皮片,从而高质量地修复烧伤创面。

北京积水潭医院烧伤科 1998 年 3 月 3 日在国内实施了第一例人工真皮 Integra 移植手术。邀请了美国 Yannas 和 Burke 团队的外科医生 Dr. Hiction 做手术技术指导,为 1 例 6 岁女童应用人工真皮 Integra 和自体皮片移植,修复了前臂至手背部广泛瘢痕挛缩造成的严重畸形(图1-2-14)。

经过不断的探索和实践,笔者从 2006 年开始尝试将这一修复材料应用于难愈性创面的修复,大量临床研究证实:应用人工真皮和自体表皮移植修复难愈性创面,疗效令人满意。其最大的优点在于,相对简单的植皮手术方法高质量地修复创面,而且供区的损伤降到了最低。不

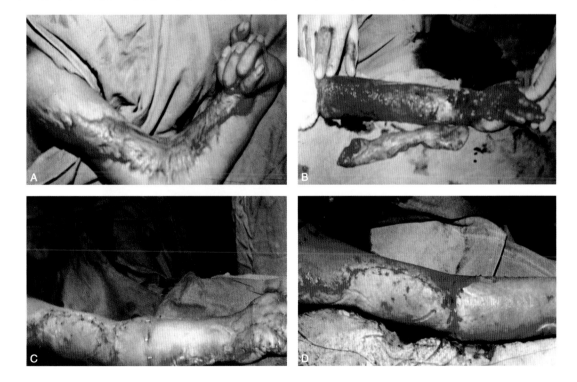

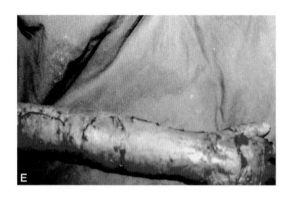

图 1-2-14 应用人工真皮修复前臂瘢痕挛缩畸形
A.瘢痕挛缩畸形;B.切除瘢痕纠正肘部、腕部畸形;C.移植人工真皮 Integra;D.术后 24 天揭除表层硅胶膜,基底呈现橘红色类真皮组织;E.移植自体皮片术后 1 周外观。

但可以应用自体皮移植修复瘢痕溃疡等基底组织血运不良但没有骨外露的难愈性创面,而且只要适应证选择恰当,也可以修复肌腱外露、骨外露、关节腔开放等深度创面。同时,人工真皮移植后结合负压创面治疗技术,通过在人工真皮表面开洞引流配合适度的压力,可以更好地固定皮片,适合渗出多、术前感染严重的创面。有关人工真皮在难愈性创面修复中的应用是本书的重点,将在后续内容中详细叙述。

（五）颈部、腋窝创面的修复

颈部、腋窝是人体重要的功能部位,也是深度烧伤后最容易出现瘢痕挛缩畸形的部位,关节周围的瘢痕挛缩很容易造成功能障碍。有别于其他大关节,这两个部位正常情况下处于松弛而不是伸展状态,烧伤后容易出现挛缩畸形,不当或不充分的手术矫正后也容易挛缩,如创面移植刃厚皮片很容易出现挛缩现象（图 1-2-15）。因此,植皮方法修复时应选择全厚皮片,但应特别注意如下几点:

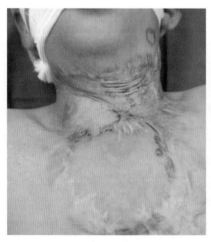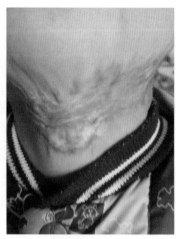

图 1-2-15 颈部植皮后常见的挛缩现象

1.移植创面仔细止血。因为全厚皮片移植后一般需要打包或加压包扎 1 周以上,早期皮片下的出血不容易发现,皮片下的局灶性出血即可影响皮片成活,如果是大面积出血可导致植皮失败。

2.进行妥善的体位固定。植皮后尽可能采用打包包扎、负压创面治疗技术等固定方法,避免皮片移动,对于喉结等很难避免移动的植皮部位,可将皮片与基底缝合数针,用油纱卷局部打包固定。

3. 皮片成活后,一定要采取强有力的抗瘢痕挛缩措施,包括弹力套和伸展位支具,只有这样才能取得较好的整形效果(图 1-2-16)。

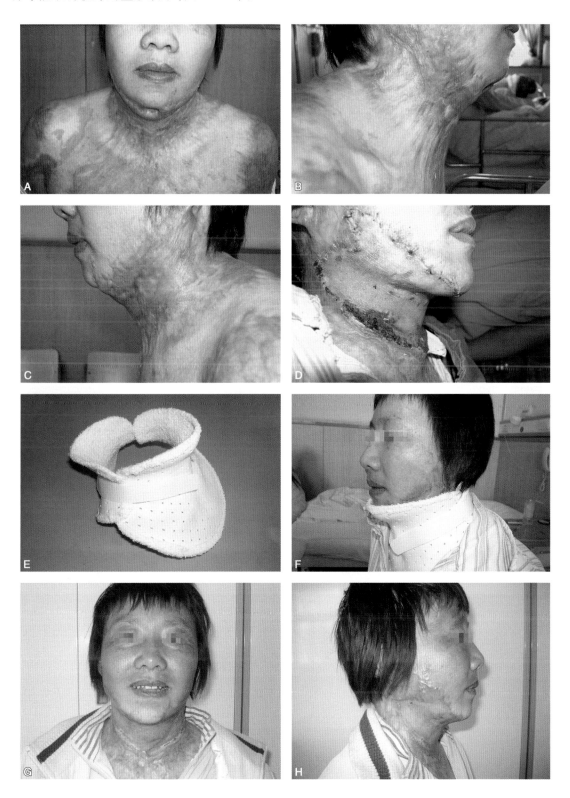

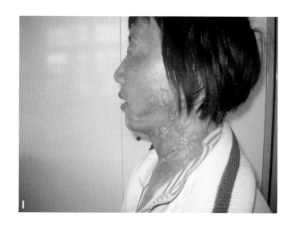

图 1-2-16 颈部瘢痕松解全厚皮片移植后,配合积极的抗瘢痕治疗,取得较好疗效
A~C.烧伤后 1 年,颈部瘢痕挛缩正、侧位观,曾行刃厚皮片移植;D.全厚皮片移植注意下颌颈角和喉结处的皮片固定;E.配置颈托支具;F.术后积极应用药物+瘢痕贴+加压颈托抗瘢痕治疗;G~I.术后 2 个月,维持较好外观和功能。

应用刃厚皮片,包括人工真皮+刃厚皮片修复颈部、腋窝瘢痕畸形时,发生再挛缩的概率非常高,非不得已情况下不推荐使用(图 1-2-17)。当大面积烧伤患者确因供皮区稀缺,不得不采用刃厚皮片修复时,人工真皮的应用可以增加真皮组织厚度,减轻术后皮片挛缩,改善手术效果。

颈部、腋窝瘢痕挛缩畸形原则上尽可能应用皮瓣修复,优点是畸形矫正充分、术后容易固定体位、不容易出现再挛缩,利用皮瓣的可伸展性,通过术后强有力的锻炼,皮瓣面积还可以进一步延展扩大,满足功能需要。

颈部瘢痕挛缩皮瓣修复的选择:以颈横动脉分支锁骨上动脉为蒂的锁骨上岛状皮瓣(supraclavicular island flap,SIF)和前锁骨上动脉穿支为蒂的前锁骨上动脉穿支皮瓣(anterior supr-

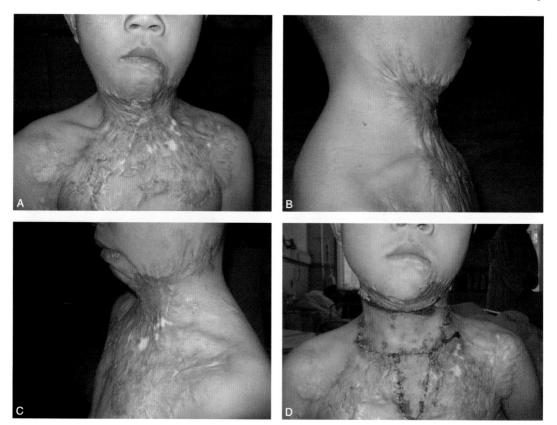

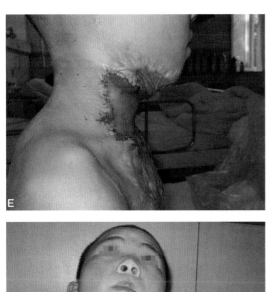
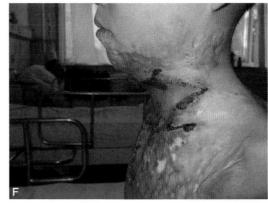
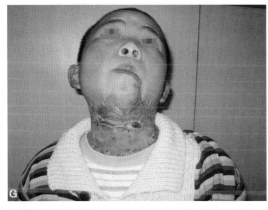
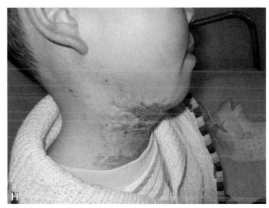
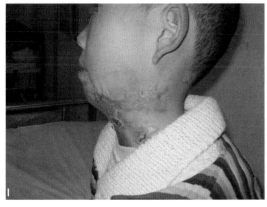

图 1-2-17 颈部瘢痕松解中厚皮片移植,术后出现再挛缩

A~C. 颈部瘢痕术前正、侧位观,伤后曾行刃厚皮片移植,愈合后瘢痕挛缩明显;D~F. 行瘢痕松解中厚皮片移植术后 2 周,下颌颈角尚满意;G~I. 术后 7 周,皮片重现挛缩迹象,下颌颈角变钝,手术效果不满意。

aclavicular artery perforator flap,a-SAP)为最佳选择。两穿支动脉发自颈横动脉,发出点均位于胸锁乳突肌与锁骨上缘的夹角处,后者在前者的下方。锁骨上动脉自颈横动脉发出后横行走行,也称胸肩峰支,支配锁骨上皮瓣供血,皮瓣设计以发出点为轴点前界与锁骨平行,后界平斜方肌前缘,外侧界达三角肌中部。前锁骨上动脉穿支自颈横动脉的穿出点位于前者的内下方,贴近胸锁乳突肌外侧穿过颈阔肌,越过锁骨的内三分之一然后延伸到三角肌与胸大肌间的凹陷处。皮瓣宽度不超过 10cm 时,供区可一期拉拢缝合,如果结合扩张器,皮瓣宽度和长度可进一步扩展。血管蒂部可一直剥离到颈横动脉起始端,形成岛状皮瓣便于旋转。由于 SIF 和 a-SAP 供血均发自锁骨上动脉,所以可根据缺损部位的情况共同设计形成更大的皮瓣,在面颈部创面和瘢痕修复中具有重要作用(图 1-2-18)。这两个皮瓣的优点是:①皮瓣邻近面颈部,皮

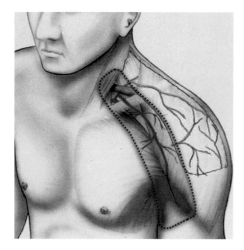

图 1-2-18　SIF 和 a-SAP 解剖示意图

下脂肪较少,色泽质地和厚度均与面颈部类似,术后外观好;②锁骨上动脉基本恒定变异较少,皮瓣血管蒂邻近面颈部,可直接旋转到受区;③皮瓣有锁骨上神经支配,术后感觉好(图 1-2-19)。

　　腋窝创面和瘢痕挛缩的修复最常用的是肩胛皮瓣和肩胛旁皮瓣,该皮瓣由旋肩胛动脉皮支供血,血管恒定,自三边孔穿出后分为横支和降支,可各形成一个皮瓣(横支为肩胛皮瓣,降支为肩胛旁皮瓣),也可形成双叶联合皮瓣,皮瓣面积大,内侧可达脊柱、向下可超过第十二肋,如皮瓣宽度在 10cm 左右供瓣区可以直接拉拢缝合,超过 10cm 时也可以通过设计双叶皮瓣交替旋转而直接封闭,不需植皮,如果配合扩张器,可以切取更大面积的皮瓣。皮瓣的支配血管位于深筋膜浅层,即使体表烧伤有瘢痕,只要瘢痕柔软亦不影响皮瓣切取和转移(图 1-2-20)。

　　(六) 术后管理和治疗

　　难愈性创面大多为合并感染的慢性创面,术前创面组织屏障存在,感染被局限在创面,手术扩创、凿骨等操作打破了原有的组织屏障,感染容易向周围组织甚至全身扩散。因此,术后根据细菌学调查选用敏感抗生素治疗是很有必要的,疗程依病情而定。

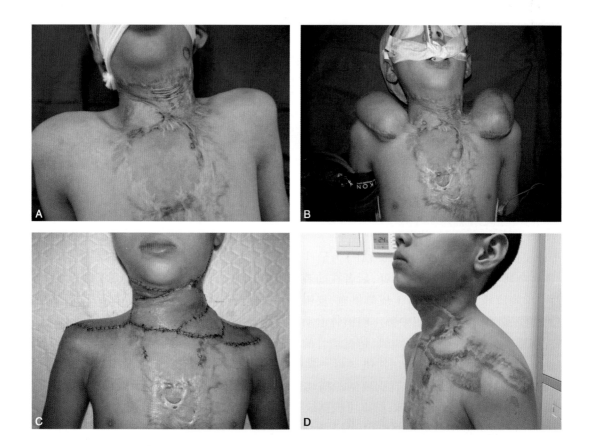

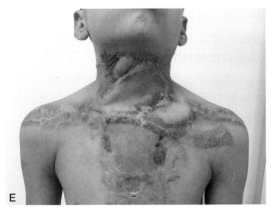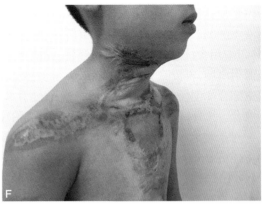

图 1-2-19　双侧预扩张锁骨上皮瓣修复颈部瘢痕挛缩

A. 颈部烫伤植皮术后瘢痕；B. 双侧预扩张锁骨上皮瓣；C. 颈部瘢痕切除松解，锁骨上皮瓣转移术后 1 周；D~F. 术后 2 个月，可见暂时性色素沉着，颈部功能满意。

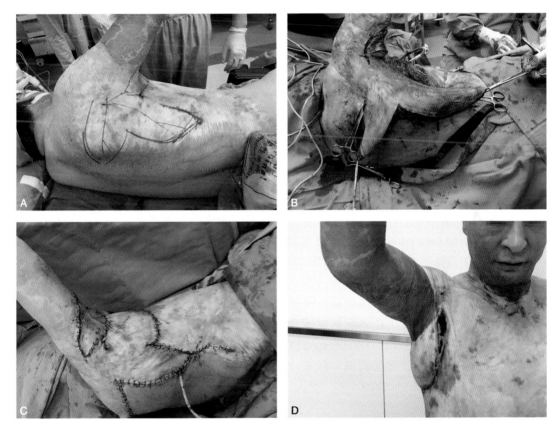

图 1-2-20　应用双叶肩胛皮瓣修复腋窝瘢痕挛缩

A. 手术设计；B. 松解腋窝瘢痕后，双叶肩胛皮瓣逆时针旋转，腋窝顶部 V-Y 推进皮瓣，联合修复畸形；C. 皮瓣转移完成，供瓣区直接缝合，肩关节外展超过 90°，D. 术后 1 个月复查情况。

　　灌洗疗法在难愈性创面术后治疗中具有特殊地位，对于存在潜腔、窦道的深部创面，骨髓炎凿骨、扩髓后创面，尽管术中应用了各种组织瓣进行填塞，但潜在腔隙仍不可避免；另外对于有感染、坏死组织的创面完全清除干净也很难做到，易成为日后创面复发的根源，因此术后充分引流和灌洗非常必要。

　　灌洗方法：术后早期（术后 1 周内）灌洗重点在于液体量，发挥机械性冲洗的作用，每天的灌洗量应达到3 000ml以上;中期(术后1~2周)可以减少灌洗量并配合抗感染药物应用,如先灌洗1 000ml生理盐水,灌洗结束后,应用普朗特溶液缓慢灌洗,并封管,2次/d;后期(术后2~3周)仅应用含抗感染药物的溶液灌洗;结束灌洗时应先拔除灌洗管,观察1~2天,无混浊和组织残渣引出后,再拔除引流管。临床中很多感染严重、坏死组织不易清除干净的深度创面,如骨筋膜室综合征创面、关节内感染创面,可通过手术扩创并配合术后2~3周规律灌洗,使创面达到一期愈合。另外,负压创面治疗技术结合灌洗治疗在难愈性创面的治疗中也发挥了很好的作用。

　　对于难愈性创面的修复,外科手术与其他治疗措施一样,仅仅是一种治疗方法,因此在选择手术方法时,应更多地考虑患者在治疗中整体的受益和损失,既要看到手术修复创面的优势,也不能忽视手术带来的损伤,最终尽可能使创面、外观的修复和功能的保全、康复达到理想状态。近年来,随着对创面修复机制的深入研究,新技术、新方法和新药物不断涌现,呈现研究多方向、治疗多样化的趋势。目前,在基因治疗方面,将特种因子的基因通过转染技术,使其在种子细胞内表达,再将这种含转染基因的细胞用于创伤修复和组织构建的研究已获得成功。在干细胞移植修复组织创伤方面,已经报道了表皮干细胞、骨髓间充质干细胞、胚胎干细胞及脂肪干细胞移植应用于下肢糖尿病溃疡和静脉曲张性溃疡等难愈性创面的临床案例,取得了明显效果。总体来说,基因治疗和干细胞移植治疗尚处于动物实验和临床探索性治疗阶段,临床实际应用尚不成熟,但从创面修复理念上给修复再生医学带来了新的希望。在生长因子对难愈性创面的治疗方面,过去单一因子的应用比较广泛,也取得了比较好的效果。研究证实,在创面愈合的不同阶段,各类生长因子的产生量、受体活性和作用并非完全同步,各因子之间具有协同作用。近年来富血小板血浆(PRP)的研究和临床应用的活跃也证实了这一看法,PRP含有多种高浓度生长因子,其中PDGF、EGF和VEGF对创面愈合有非常重要的作用,各生长因子的比例与体内正常比例相似并具有最佳协同作用,这在一定程度上弥补了单一生长因子治疗的缺点。另外,材料医学发展为临床提供了大量新型敷料,代表了创伤敷料领域的变革与发展,极大地改善了保守换药治疗的临床效果、提高了患者的舒适性和依从性、降低了医务人员的劳动强度。

　　尽管如此,外科手术治疗仍是治疗难愈性创面不可或缺的重要手段。早期对损伤组织的修复主要是以切除(resection)为主,后来发展为对损伤组织的修补(repair)和替代(replacement),包括采用自体组织和同种异体组织的修复和替代。近年来更多地强调"完美"的组织修复与再生,体现了从认识到治疗实施过程的不断进步。从单纯"拆东墙补西墙"的修补,到借助于组织工程、基因工程和干细胞研究成果的再生,即从修复到再生的理念升华(from repair to regeneration)。付小兵院士在创面修复理念上倡导5个"R"的概念,即resection(切除)、repair(修复)、replacement(替代)、regeneration(再生)、rehabilitation(康复),对创面修复提出更高的要求,即不应仅仅满足于单纯的创面修复,还要在功能康复上接近完美。

(陈欣　田彭　于东宁)

第三节　创面愈合的营养支持对策

　　复杂创面愈合及修复过程需要额外的营养素,营养素缺乏是形成慢性创面的重要原因之一。

一、创面愈合过程

　　创面愈合是一个复杂的过程,可以人为分成三个阶段(图1-3-1)。炎症期:外伤使组织结构受损并导致出血,引发补体、激肽、凝血级联反应和血浆酶的生成反应,触发凝血过程,而且在受伤的部位聚集细胞因子和趋化因子,使促进愈合的细胞和营养素进入受伤区。增殖期:创面坏死物质清除后,开始进入愈合增殖期。成纤维细胞在修复过程中产生大量的胶原和结构蛋白,用来合成细胞外基质成分。在此期间,各种营养素、微量元素和矿物质的缺乏将直接造成创面愈合迟缓。成熟期:细胞外基质富含纤维连接素,不仅作为细胞生长的土壤,同时也作为胶原沉着的基地。成熟期伴随着创面收缩,成纤维细胞与胶原共同作用为这种收缩运动提供力量。充足的营养可以为这一时期提供所需的物质基础。

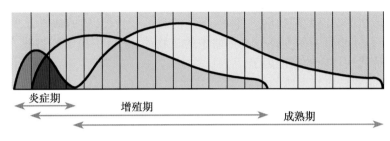

图 1-3-1　创面愈合过程

二、与创面愈合相关的基本营养素

创面形成那一刻即是愈合过程的开始,每一步都依赖于蛋白质、碳水化合物、脂肪、维生素、矿物质的充分供给。良好的营养基础,是创面愈合的基本条件之一。

（一）蛋白质

蛋白质构成体重的 16%。在创面愈合过程中,蛋白质需求加大,容易造成患者蛋白质缺乏,感染机会增加。

一些氨基酸对创面愈合具有特殊作用,例如精氨酸对于淋巴细胞免疫反应和创面愈合具有促进作用;谷氨酰胺是组织间氮转运的媒介物,也是巨噬细胞、淋巴细胞和成纤维细胞的代谢燃料;半胱氨酸在促进创面愈合和维持正氮平衡方面表现出良好的效果。

（二）碳水化合物

大部分能量提供来源于碳水化合物,葡萄糖运送到细胞,穿透细胞膜,被胰岛素利用,为正常的新陈代谢提供能量。葡萄糖的快速吸收和转化,使得血糖迅速升高。碳水化合物提供能量可以节省蛋白质的消耗。

碳水化合物并没有特定的每日需要量,在创面愈合过程中,足够的碳水化合物和丰富的种类都是很重要的。

（三）脂肪

脂肪是一种必需的营养素,是饮食能量的主要供应源,同时发挥储存能量和补充必需脂肪酸的作用。ω-3 和 ω-6 脂肪酸为 2 种必需脂肪酸,只能通过食物获得,它们是高度不饱和脂肪酸的前体,而不饱和脂肪酸又是细胞膜形成和类二十烷酸所必需的。ω-3 脂肪酸由于其抗炎症作用,可能对提高创面愈合率有益。

1g 脂肪可提供 9kcal（1kcal＝4.2kJ）能量,高能量的饮食可以防止氨基酸的氧化供能,使其可以应用于组织修复。

（四）维生素

脂溶性维生素如维生素 A 和 D,胡萝卜素等,影响许多蛋白质的合成,细胞的分化、增殖和生长。

水溶性维生素种类繁多,各具功效。生素 C 可保护其他抗氧化剂和多不饱和脂肪酸免于氧化,它的缺乏可能导致胶原交联缺陷和张力强度下降。维生素 B_1 主要储存在骨骼肌中,缺乏时 ATP 合成会减慢。烟酸缺乏可以影响脂肪酸、胆固醇和类固醇的合成。泛酸是脂肪、蛋白质和碳水化合物代谢所必需的维生素,也是辅酶 A 的主要成分,在许多药物的代谢过程中起着重要作用。叶酸和维生素 B_{12} 在嘌呤和嘧啶合成中起着重要作用。

（五）矿物质

钠是一种主要的细胞外电解质,调节水的平衡、pH 值,以及渗透压。钾是一种主要的细胞内电解质,参与平滑肌、骨骼肌和心肌的收缩过程。氯参与维持 pH 值及渗透压稳定。钙是凝血、肌肉收缩和神经传导所必需的矿物质,人体中 99% 的钙存在于牙齿和骨骼中。磷和钙离子一样,是骨骼形成所必需的矿物质,人体中 85% 的磷位于骨骼,磷的缺乏几乎能影响到所有的新陈代谢途径。镁是另一种主要位于骨骼中的矿物质,它负责稳定细胞膜,是 ATP 代谢所必需的,也是多种代谢反应的辅助因子。

微量元素铁是亚铁血红素酶的组成部分,这些酶包括血红蛋白、细胞色素等,铁消耗过多会促使感染的发生。锌是许多与创面愈合有关的酶系统的辅助因子,锌缺乏将严重影响创面的上皮化过程和成纤维细胞增生。铜参与金属结合蛋白的基因表达,血浆铜蓝蛋白可促使亚铁离子氧化为能够穿透细胞膜的铁离子。硒能够促进抗氧化剂的作用,保护细胞膜。

三、营养需求评估

对患者进行营养风险筛查和营养需求评估是必要的,如果不能顾及患者的营养需求,即使有完善的创面护理和治疗,也可能导致创面愈合迟缓。

蛋白质摄入不足可导致创伤局部的氨基酸供应减少,从而导致创面愈合不良。能量摄入不足会引起蛋白质合成减少,减慢组织再生速度,同时降低抗感染能力。

营养支持包括控制分解代谢、补充营养以满足能量和蛋白质的需求,调整日常饮食以补充额外的能量消耗,满足维生素和矿物质的需求。营养支持要根据个体的需求满足供需平衡。

蛋白质能量营养不良是创伤患者中最常见的营养不良类型,是能量摄入和蛋白质供应不能满足机体需要造成的,往往伴随显著的体重减轻、肌肉萎缩,进而导致创面愈合不良,慢性创面恶化以及慢性感染的持续通常都伴有显著的去脂体重丢失。

正常人在生理情况下丢失 10% 的去脂体重,并不伴有明显的疾病。但如果去脂体重丢失10% 以上会引起免疫功能异常;丢失 15% 则可能导致感染;丢失 >15% ~ 20% 且仍然持续,将会严重影响创面愈合;丢失 30% 以上会引起自发性压迫性溃疡,组织极易破溃;丢失达 40% 会导致多器官功能衰竭。

四、创面急性应激时期营养素的代谢和补给需要

总的能量需要包括基础代谢、因应激而额外增加的能量需要和自主活动的能量需要 3 部分。

在发热情况下,体温升高 1℃ 基础代谢率增加 10%。Harris-Benedict 公式是最常用的计算基础代谢率公式。计算基础代谢率只是估算,它低估了低体重人群的能量需要;在肥胖个体中,当实际体重超出理想体重 30% 时,基础代谢率公式会高估能量需要。此外,还要确定活动因子和应激因子,最终的能量需为:基础代谢（BMR）×活动因子×应激因子。营养不良和能量缺乏的患者需要更多的能量。

理想的营养素补给,碳水化合物应占 55% ~ 60%。当碳水化合物摄入量为每天 100 ~ 150g时,可抑制糖异生和避免酮症。它们通常占非蛋白提供的能量的 70% ~ 85%。过多摄入碳水化合物会导致肝脏脂肪变,二氧化碳产生和脂肪形成过多。

脂肪提供 20% ~ 25% 的能量,建议每天摄入不超过 2g/kg 体重。脂肪的补给能改善高糖血症。为预防脂肪酸缺乏,推荐亚油酸最少占能量的 1%。推荐的静脉脂肪酸(一般是 ω-6 脂肪酸)最大摄入量是每天 2.5g/kg 体重,对于重症患者更要严格限制摄入量。ω-3 脂肪酸口服

或静脉摄入对患者的创面愈合有益。

正常成人蛋白质的补给大约是每天 0.8g/kg 体重;应激患者需增多,每天 1.5~2.0g/kg 体重,创面治疗时,推荐每天至少 1.5g/kg 体重;对于非应激的营养缺乏患者,每天最少 1.5g/kg 体重。谷氨酸、精氨酸、半胱氨酸对创面愈合及纠正破坏性分解应激反应非常重要。计算氮平衡对评估蛋白质补充是否充足很有帮助。

五、高代谢状态和创面愈合状态下营养素的支持

谷氨酸、精氨酸、半胱氨酸、维生素和微量矿物质是创面愈合所必需的,在细胞代谢和再生中起关键作用。它们在所有组织中都有少量存在,在严重的应激反应时丢失增加、消耗增多和补给不足会出现明显缺乏,为了保证充足的营养,每天最好补给足量的矿物质和维生素,特殊需要特殊补给。

已经证实,经口或肠道摄入营养优于肠外摄入。慢性创面患者在恢复期和愈合期微量营养素的需要量会超过平时数倍,口服是最好的补给途径。考虑到营养不良状态下肠道可能存在吸收不良,因此在开始的几天推荐补给口服谷氨酰胺来帮助恢复胃肠道功能。合成代谢激素如氧雄龙、睾酮及其他睾酮类似物、胰岛素样生长因子-1 和生长激素,能帮助恢复去脂体重,促进创面愈合。许多研究显示氧雄龙具有改善正氮平衡作用,其合成代谢作用是甲基睾酮的 5~10 倍,可减少去脂体重下降。

研究营养在创面愈合中作用的重要目的是要求我们在治疗的整个过程中都要充分考虑每例患者的情况。当营养状况有问题时,创面愈合会受到影响,慢性创面的形成,以及其后的持久不愈合与基本营养物质供应不足、特殊营养物质缺乏密切相关。因此,在创面的整个治疗过程中,应该自始至终关注患者的营养状态,及时发现和纠正问题,使营养支持成为促进创面愈合的基础。

(周业平)

参考文献

[1] 陈欣. 浅谈难愈性创面的外科治疗[J]. 中华损伤与修复杂志(电子版),2014,9(1):9-12.

[2] 王成琪,王剑利,张敬良. 皮瓣移植术的回顾与展望[J]. 中华显微外科杂志,2000,23(1):12-14.

[3] 唐举玉,章伟文,张世民,等. 中国特殊形式穿支皮瓣的名词术语与定义专家共识[J]. 中华显微外科杂志,2013,36(2):113-114.

[4] PALLUA N,KIM B S. Pre-expanded Supraclavicular Artery Perforator Flap[J]. Clin Plast Surg,2017,44(1):49-63.

[5] PALLUA N,WOLTER T P. Moving forwards:the anterior supraclavicular artery perforator (a-SAP) flap:a new pedicled or free perforator flap based on the anterior supraclavicular vessels[J]. J Plast Reconstr Aesthet Surg,2013,66(4):489-496.

[6] 付小兵. 对组织再生和再生医学发展的思考[J]. 中华烧伤杂志,2011,27(1):9-12.

[7] 孙永华. 难愈合性伤口的修复[J]. 中华损伤与修复杂志(电子版),2007,2(2):126-127.

[8] YANNAS I V,ORGILL D P,BURKE J F. Template for skin regeneration[J]. Plast Reconstr Surg,2011,127(Suppl 1):60-70.

[9] DEMLING R H,DESANTI L. The Stress Response to Injury and Infection:The Role of Nutritional Support[J]. Wounds,2000,12(1):3-14.

[10] DEMLING R H,DESANTI L. The Anabolic Steroid,Oxandrolone,Reverses the Wound Healing Impairment in Corticosteroid-Dependent Burn and Wound Patients[J]. Wounds,2001,13(5):203-208.

[11] WITTE M B,BARBUL A. Arginine physiology and its implication for wound healing[J]. Wound Rep Reg,2003,10(11):410-423.

[12] 葛可佑. 中国营养科学全书[M]. 北京:人民卫生出版社,2006.

[13] SOBOTKA L. 临床营养基础[M]. 3 版. 蔡威,译. 上海:复旦大学出版社,2007.

第二章

人工真皮在创面修复中的应用

第一节　人工真皮概述

　　人工真皮,在文献中有多种称谓,如人工真皮替代物、真皮替代物、人工皮肤替代物、真皮模板等。人工真皮通常以凝胶或支架为基本结构,或是进一步体外种植细胞,培养细胞-支架三维复合体,为皮肤修复提供空间和模板。人工真皮仿生正常皮肤组织的细胞外基质,为损伤皮肤组织提供支持、空间、营养和生物信号,影响支架内细胞的形态、表型以及生命周期。

　　如果皮肤创面较大,特别是直径超过 4cm 的全厚层皮肤缺损,$0.45mm^2/d$ 的自然愈合速度与创面大小不匹配,需采用皮肤移植或使用人工真皮,以防止皮肤损伤区域较难自愈到原有功能和形态而留下大面积瘢痕。人工真皮植入创面后,其支架结构可逐步降解、吸收,在人工真皮构建的三维空间内,细胞不断迁移、黏附、增殖,分泌细胞外基质,形成与原有皮肤相似的新生组织,促进创面愈合。同时,人工真皮可作为载体携带生长因子、信号分子及种子细胞,促进皮肤组织得到更优的外观性和功能性修复。

　　目前国内外已有不少商品化的人工真皮,其中大部分不含有细胞,如 Integra、Pelnac(皮耐克);以及含合成材料的产品,如 Dermagraft;也有部分产品能种植细胞,形成细胞-支架三维复合体,如 TransCyte。目前已上市的外科常见人工真皮见表 2-1-1。

表 2-1-1　已上市的外科常见人工真皮

商品名	国家	细胞种植	组织工程类型	支架材料
AlloDerm	美国	无	体内	异体脱细胞人真皮基质
Biobrane	美国	无	体内	(真皮层)猪胶原、尼龙网 (表皮层)硅橡胶膜
Dermagraft	美国	成纤维细胞	体外	细胞外基质(由成纤维细胞分泌)、尼龙网
EZ Derm	美国	无	体内	猪胶原
Graft Jacket	美国	无	体内	异体脱细胞人真皮基质
Hyalograft 3D	意大利	成纤维细胞	体外	透明质酸
Hyalomatrix PA	意大利	无	体外	透明质酸
Integra	美国	无	体内	(真皮层)牛胶原 (表皮层)硅橡胶膜

商品名	国家	细胞种植	组织工程类型	支架材料
Karoderm	瑞典	无	体内	异体脱细胞人真皮基质
Matriderm	德国	无	体内	牛胶原,弹性蛋白水解物
OASIS Wound Matrix	美国	无	体内	猪肠黏膜下层基质
Pelnac	日本	无	体内	(真皮层)去端肽猪胶原 (表皮层)硅橡胶膜
Permacol Surgical Implant	英国	无	体内	脱细胞猪真皮基质
SureDerm	韩国	无	体内	异体脱细胞人真皮基质
Terudermis	日本	无	体内	(真皮层)牛胶原 (表皮层)硅橡胶膜
TransCyte	美国	成纤维细胞	体外	(真皮层)猪胶原、尼龙网 (表皮层)硅橡胶膜
组织工程皮肤(安体肤)	中国	成纤维细胞	体外	(真皮层)牛胶原 (表皮层)人表皮细胞
脱细胞异体真皮(桀亚真皮)	中国	无	体内	异体脱细胞人真皮基质
双层人工真皮修复材料(Lando)	中国	无	体内	(真皮层)牛胶原 (表皮层)硅橡胶膜

天然生物材料类人工真皮可以追溯到 1979 年,Bell 等尝试在真皮成纤维细胞的胶原基质上添加角质细胞。至此全层人工真皮雏形首次出现。

随后,基于 Yannas 和 Burke 的研究成果,Integra 被研发制备,并在 1996 年被美国食品药品监督管理局批准用于临床皮肤软组织的修复。此后多年里,Integra 已经扩展到包括单层、双层和可流动的皮肤修复产品。双层 Integra 的真皮层与人真皮结构相似,表皮层由硅橡胶膜构成,具有保护人工真皮、抵抗细菌侵入、防止水分流失的作用。Integra 能够较快地封闭创面,同时获得满意的外观和功能,在一定程度上解决了传统手术方法的局限性。单层 Integra 真皮修复模板的真皮基质更薄,适于同期移植自体皮的手术应用,缩短修复周期。

Integra 移植于创面后,毛细血管及成纤维细胞逐渐长入 Integra,形成类真皮结构的肉芽组织。2~4 周后,以自体皮片或培养的自体表皮细胞膜片替换外层硅橡胶膜,达到创面修复的目的。Integra 对深度烧伤、撕脱伤、糖尿病足溃疡及术后瘢痕整形有较好的修复作用。新生真皮形态也与正常真皮相似。刃厚皮片供皮区愈合时间缩短,不遗留瘢痕,受皮区又能获得比单纯刃厚皮片移植更好的质量、厚度和柔软性,可以改善应用部位的外观及功能。

目前在我国上市的 Pelnac 人工真皮上层为硅橡胶膜,下层为极低免疫原性的无末端胶原海绵。胶原海绵的微观结构疏松多孔,胶原支架孔隙直径大小为 $70\sim100\mu m$,具有与真皮相一致的微观结构,有利于毛细血管和纤维母细胞(毛细血管的粗细约为 $10\mu m$,纤维母细胞的大小约为 $20\mu m$)的侵入生长和代谢。Pelnac 目前共有四种型号:①标准型:上层为硅橡胶膜,下层为胶原海绵;②加强型:上层为硅橡胶膜,膜内有加强网,硅橡胶膜的强度是标准型的 4.5 倍,下层为胶原海绵;③单层型:单层为胶原海绵层,可立即覆盖中厚皮片,适用于简易伤口整形;④排液孔型:与加强型结构相似,硅橡胶膜成网状,具有排液孔,利于引流,适用于严重烧伤和渗液过多的创面。Pelnac 应用于皮肤创面时,胶原软组织修复支架在胶原酶的作用下发生分解、吸收,最终被真皮状肉芽组织替换。移植部位可见成纤维细胞增生,有明显新生毛细血管,表皮细胞分层排列规则。它对烧伤创面、皮肤软组织缺损等有良好的治疗效果。即使发生严重的真皮缺损,如骨、肌肉和肌腱的暴露,Pelnac 依旧适用。Pelnac 能使修复后的创面具有弹性、耐磨,对供皮区损伤小,不形成瘢痕和色素异常,缺陷是会产生挛缩。

Dermagraft 由细胞外基质成分和可降解(降解时间为 1~2 周)的生物材料构成,可用于治疗糖尿病足溃疡。一项涉及 281 名糖尿病足溃疡受试者的前瞻性、多中心、随机、单盲临床试验(NCT01181440),对照组为常规治疗,试验组为接受 Dermagraft 加常规治疗,每周对患者进行评估。结果显示,Dermagraft 应用患处 12 周和 32 周时,Dermagraft 应用组比对照组有更好的溃疡治愈率。

TransCyte 和 Dermagraft 类似,将经过筛选的人新生儿包皮成纤维细胞种植于尼龙支架。培养过程中,成纤维细胞分泌蛋白等细胞外基质成分和多种生长因子。经低温过程,成纤维细胞失活,但细胞外基质成分仍保持活性。TransCyte 外层为硅橡胶膜,起物理屏障作用。美国食品药品监督管理局批准其可用于烧伤切除创面的临时覆盖。

AlloDerm 以人尸体皮肤为基础。高渗盐水去除表皮获得真皮组织,经过反复冻融去除真皮层的细胞成分,保留真皮细胞外基质的基本生物成分、三维空间结构以及完整基底膜复合物,以支持植入部位组织的细胞再生。AlloDerm 的优点是具有快速的再血管化、细胞迁移和细胞增殖能力来支持组织再生,进行自然修复。我国也有同类产品(桀亚真皮),于 1998 年应用于临床。

双层人工真皮修复材料(Lando),又称 Lando 人工真皮、兰度人工真皮,于 2017 年 8 月获批准上市。该产品具有双层结构,上层是半透明医用硅橡胶膜,材质为聚二甲基硅氧烷,具有仿生结构和功能,控制水分的散失,增加材料的力学强度;下层是经交联处理的湿态胶原层,材质为 Ⅰ 型胶原、硫酸软骨素、磷酸盐缓冲液,与创面直接接触,可供细胞和毛细血管长入,结构类似于 Integra。

(许 零)

第二节 人工真皮修复创面的机制

一、人工真皮修复创面的经典模式

人工真皮的基本修复机制是借助胶原海绵的网状支架结构,使来自创面的毛细血管芽和成纤维细胞等种子成分有序长入其中,构建血运良好的类真皮组织,随后在其上移植刃厚皮片(又称薄断层皮片),从而高质量地修复烧伤创面。这一修复过程为人工真皮修复创面的经典模式(图 2-2-1)。之所以称人工真皮移植后形成的血运良好的创面基底为类真皮组织,而不是肉芽组织,是因为两者的组织外观和病理均有不同。肉芽组织由新生薄壁的毛细血管以及增殖的成纤维细胞构成,并伴有炎症细胞浸润,肉眼为鲜红色、颗粒状、柔软湿润,形似鲜嫩肉芽故而得名。肉芽组织与基底结合不紧密(晚期肉芽组织基底加厚可形成纤维板层),容易刮除,不健康的肉芽组织中可含有大量细菌。而类真皮组织外观致密,与创面基底结合紧密,不容易刮除。两者组织病理最大区别在于肉芽组织中胶原纤维为无序生长,而类真皮组织中胶原纤维为有序生长,人工真皮网状结构在这一过程中起到关键作用(图 2-2-2)。

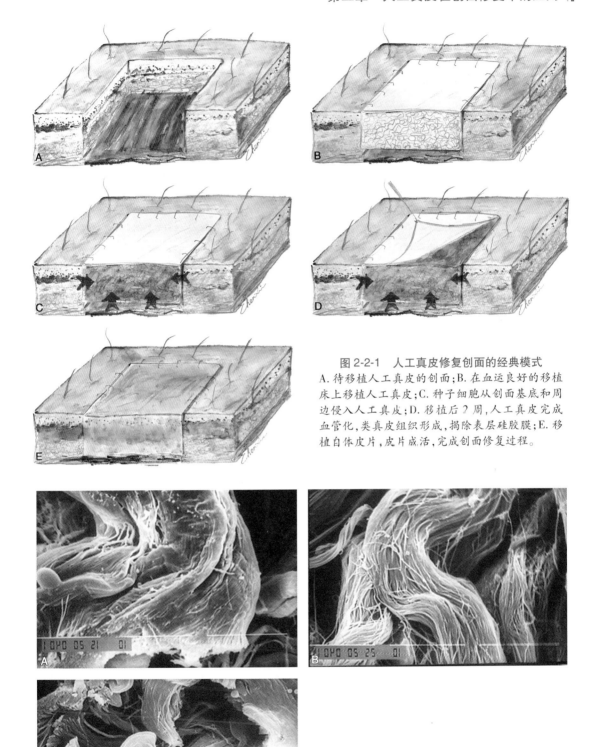

图 2-2-1　人工真皮修复创面的经典模式
A. 待移植人工真皮的创面；B. 在血运良好的移植床上移植人工真皮；C. 种子细胞从创面基底和周边侵入人工真皮；D. 移植后 2 周，人工真皮完成血管化，类真皮组织形成，揭除表层硅胶膜；E. 移植自体皮片，皮片成活，完成创面修复过程。

图 2-2-2　正常真皮组织（A）、人工真皮诱导形成的类真皮组织（B）和瘢痕组织中胶原纤维（C）在电镜下的表现

人工真皮是一个三维网状结构,其孔径为20~125μm,这些微孔可以使种子细胞(成纤维细胞、肌成纤维细胞、血管内皮细胞等)及血管芽进入支架,并提供足够的特定表面来进行细胞与支架间的相互作用。胶原结构的降解半衰期为(14±7)天,为种子细胞与支架表面的结合及在支架内的增殖提供了必要的时间窗口。在这一修复过程中,既需要有利于种子繁殖的土壤,更需要有构建结构的种子成分,种子细胞成分的侵入是关键一步,这些种子成分来源于移植床,即创面基底。烧伤创面经手术切削痂后,去除了表层烧伤损毁组织,包括感染坏死组织、无生机的损伤组织和一部分间生态组织,切削痂后创面组织为正常和接近正常的组织,富有活力、血运丰富,富含构建类真皮组织的种子成分,一旦这种胶原网状支架与创面基底紧密接触,种子会迅速侵入支架内,并增殖构建类真皮组织。因此,应用人工真皮修复烧伤创面时,强调清创彻底、移植床"清洁无感染、无坏死组织和血运丰富"。

二、人工真皮在血运不良创面中的修复模式

自2006年开始笔者尝试将人工真皮应用于难愈性创面的修复,大量临床研究证实,应用人工真皮和自体表皮移植可修复肌腱外露、骨外露及部分小关节腔开放这三种难愈性创面,取得了满意的疗效。其最大的优点在于应用相对简单的手术方法高质量地修复创面,将供区的损伤降到了最低。该方法不但可以修复瘢痕溃疡等基底组织血运不良但没有骨、肌腱外露的难愈性创面,而且只要适应证选择恰当,同样可修复肌腱、骨外露、关节腔开放等创面基底血运不良的创面。这类创面共同特点是创面深、多合并感染、创面基底血运不良、有可能残留无生机组织。

对于上述难愈性创面,特别是在部分坏死骨存留情况下,人工真皮修复机制与经典模式可能存在明显不同。笔者利用自行设计的兔头颅骨外露创面人工真皮移植模型,研究人工真皮修复骨外露创面的机制。根据临床骨外露创面特点,于颅骨顶端平面从一侧自骨膜浅层掀起长方形全层皮肤,皮肤在另一侧保留连续性用于移植材料的覆盖,造成2.0cm×1.5cm颅骨外露创面,移植同等大小的人工真皮,四角缝合固定后再将原皮肤原位缝合。人工真皮胶原海绵一面与骨外露创面接触,表层硅胶膜隔绝表层组织,原位皮肤缝合仅起到封闭创面作用,不参与人工真皮血管化过程。实验动物随机分成3组:①皮肤缺损组,按上述方法,切开头部皮肤软组织暴露颅骨保留骨膜,在其上移植人工真皮;②骨膜缺损组,在软组织缺损创面中央切除1.5cm×1.0cm骨膜,暴露骨皮质,在其上移植人工真皮,其余步骤同皮肤缺损组;③骨烧伤组,在骨膜缺损组的基础上,将裸露颅骨用320℃电烙铁烫伤10秒,致颅骨表层坏死(病理证实),其余步骤同皮肤缺损组。

实验结果显示,大体观察皮肤缺损组,人工真皮移植后2周,真皮丰满、呈现橘红色,表层硅胶膜可以轻易揭除,网状胶原结构充填良好,血运丰富,表明真皮结构已血管化;骨膜缺损组至人工真皮移植后3周完成这一过程,血管化的真皮结构基底与颅骨接触紧密,用手术刀剥离时有渗血现象;而直到移植后4周,骨烧伤组人工真皮才完成血管化过程,颅骨表面有薄层组织覆盖,但较其他两组薄,应用手术刀剥离时与基底连接紧密,骨烧伤组颅骨面仍可见灰褐色烧伤痕迹(图2-2-3)。

HE染色组织病理学检查显示:皮肤缺损组人工真皮移植后早期可见较多炎症细胞侵入,后期成纤维细胞及微血管侵入迅速,移植后2周完成血管化,至移植后4周原真皮胶原网状结构部分被降解;骨膜缺损组和骨烧伤组术后人工真皮内的细胞浸润和血管化过程明显迟滞,移植后3周2组微血管形成丰富,细胞成分和胶原成分明显增多,骨膜缺损组优于骨烧伤组,仍

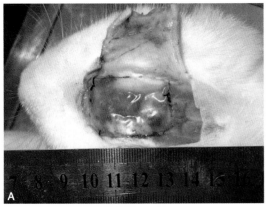 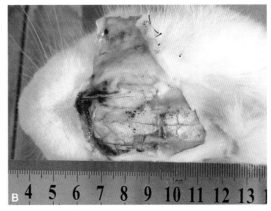

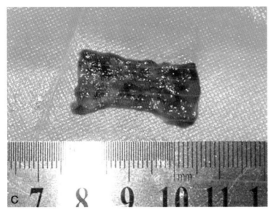

图 2-2-3　人工真皮移植后4周,骨烧伤组真皮周边部分血管化良好,中心部分色暗(A),人工真皮易揭除,外露颅骨仍残留烧伤痕迹(B),切除下的人工真皮呈中心薄周边厚的有血运组织膜瓣(C)

可见胶原结构的残留;移植后4周骨烧伤组有较好的血管化,材料明显增厚(图2-2-4)。

伊文蓝灌注实验提示:人工真皮移植后的不同时间点,皮肤缺损组移植物组织含血量高于骨膜缺损组和骨烧伤组。而在缺少骨膜组织的骨膜缺损组和骨烧伤组,组织伊文蓝含量的升高缓慢、达峰时间较皮肤缺损组延迟,伊文蓝含量也较低。移植后3周皮肤缺损组和骨膜缺损组均达峰值,两组间差异无统计学意义,但均显著高于骨烧伤组。移植后4周骨烧伤组达峰值,仍低于皮肤缺损组和骨膜烧伤组,但差异均无统计学意义。

以上实验结果说明骨膜在人工真皮血管化中起重要作用。骨膜组织血运丰富,不但在骨外露创面愈合中,也在人工真皮移植后血管化过程中起重要作用。在骨膜完整的骨外露创面

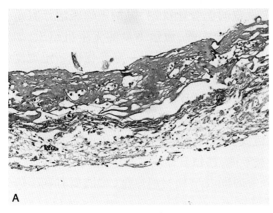 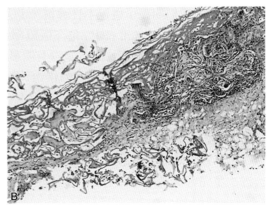

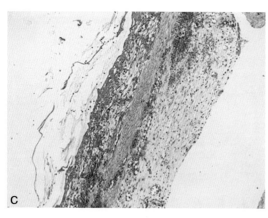
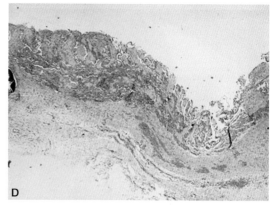

图 2-2-4 骨烧伤组人工真皮移植后 1~4 周的组织病理切片(HE,×20)

移植后 1 周人工真皮内可见炎症细胞侵入(A);移植后 2 周仅少量微血管侵入(B);移植后 3 周血管化开始活跃(C);移植后 4 周血管化程度好,材料明显增厚(D)。

上移植人工真皮,其血管化过程与在血运丰富的软组织上移植基本一致,而在骨膜缺损的骨质上移植人工真皮,其血管化过程明显延迟,主要原因是缺乏骨膜的骨质表面血管稀少,建立骨与人工真皮之间血运联系需要更长的时间。人工真皮血管化过程有赖于移植床血运状况,移植床血运越丰富则人工真皮血管化过程越快。来自于移植床底层的新生血管和细胞成分侵入胶原网状结构内并增殖和分泌基质成分,是人工真皮构建类真皮结构的经典机制。对于创面移植床血运不良的组织,可通过在骨膜缺损、骨坏死区周围扩大切除,形成有丰富血运的"创缘血运带"为创面修复提供种子细胞,借助人工真皮提供支架结构,诱导创面周边的血管芽和种子细胞沿支架结构向中心部生长,最终覆盖创面(图 2-2-5)。这一修复模式与经典人工真皮血管化过程不同,其种子细胞和血管芽更多来自创面周围的正常组织,在这种情况下,胶原网状结构的厚度、降解时间均与骨外露创面修复有直接的关系。认识这一特殊情况下的修复机制,有助于骨外露创面修复材料的改进和修复方法的拓展。

临床中的骨外露创面,多数存在骨膜缺损及表层组织坏死,后期还会合并感染,创面基底血供不良,移植人工真皮的条件不好,如一味追求彻底清创将导致骨缺损过多或骨髓腔暴露,因此常规清创很难达到完全去除坏死组织和基底血运丰富的目的。骨烧伤组模拟了这一临床情况,尽管在 4 周实验结束时仍可见烧伤颅骨的表层坏死,但人工真皮得到了较好的血管化,并覆盖了颅骨,满足植皮修复创面的基本要求。当然,人工真皮血管化时间较基底血运正常或单纯骨质外露创面延迟。通过联合应用生长因子或负压引流技术可以改善和加速血管化过程。

通过实验我们明确了血运不良移植床上人工真皮的血管化机制,对指导临床治疗有重要意义。首先,在移植床的准备上,允许保留部分不能完全去除、血运不良的无生机组织,如肌腱、骨质,包括受损的坏死骨,条件是没有明显感染;其次,在植床周围一定要保留一定宽度的正常"创缘血运带",作为种子成分的供给源。这一机制的发现也为材料改进提供了思路,人工真皮最初是为了皮肤软组织缺损等血运丰富创面修复而设计,未考虑到骨骼、肌腱等血运不良组织覆盖,降解时间大致为 2~3 周,随后覆盖修复能力迅速减弱。临床上,我们也经常遇到在修复较大面积骨外露创面时,需要通过二次移植人工真皮才能使骨外露创面完全覆盖的情况。另外,在骨外露创面上形成的类真皮组织普遍较薄,移植自体皮后皮下组织也比较薄。因此,进一步完善材料结构和生物力学特性,延长降解时间及增加材料厚度,可能更有利于修复此类难愈性创面。

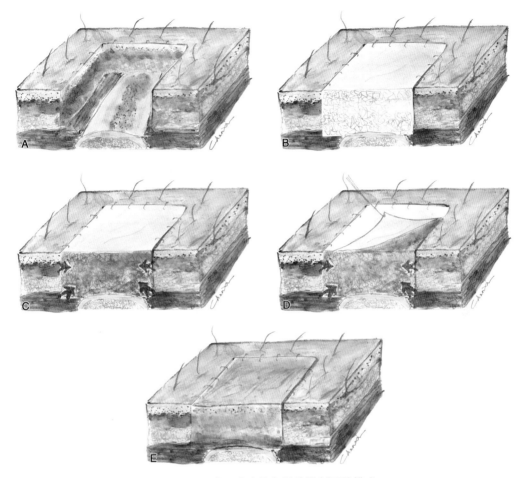

图 2-2-5 人工真皮修复骨外露创面的模式

A. 清创后的骨外露创面,扩大切除、适度凿骨,使外露骨周围有一定量健康组织;B. 移植人工真皮;C. 种子细胞主要从外露骨周围和创面侧方侵入人工真皮内;D. 移植后 2~4 周,人工真皮完成血管化,类真皮组织覆盖骨组织;E. 移植自体刃厚皮片,创面修复。

三、人工真皮诱导组织修复

临床上发现人工真皮具有诱导组织修复的作用,在相对较小的创面移植人工真皮后,常常不需要自体皮片移植,经一段时间换药,上皮组织沿硅胶膜下匍行生长可以逐渐上皮化愈合创面,且愈合后的皮肤组织瘢痕轻、柔软,没有明显的瘢痕挛缩。这在指端、甲床组织缺损骨外露等手外科手术中很常见,愈合后指腹丰满自然,没有自然愈合时增生或凹陷瘢痕和植皮后的色差(图 2-2-6),甲床愈合良好、指甲生长自然。

陈江海等人报道了更大创面移植人工真皮后经过换药愈合的病例。一位 46 岁女性患者,右手被机器严重绞伤,右手及右腕掌侧皮肤软组织毁损,拇指及中、环、小指血运障碍,并有手部多发粉碎性骨折合并脱位等损伤。手术给予清创和骨、肌腱的修复和血运重建。针对手掌部 16cm×8cm 皮肤软组织缺损,先后应用了右侧游离股前外侧筋膜瓣和人工真皮移植。术后经换药直至创面完全愈合,历时 23 周。术后 10 个月随访见右手掌侧中央有一 Y 形瘢痕,瘢痕宽度为 5~6mm,温哥华瘢痕评定量表评为 5 分。同时,右掌中瘢痕尺侧皮肤发汗试验阳性,而桡侧皮肤为阴性。

陈江海等人针对这一临床所见,进一步通过大鼠动物实验证实了人工真皮移植后组织修复

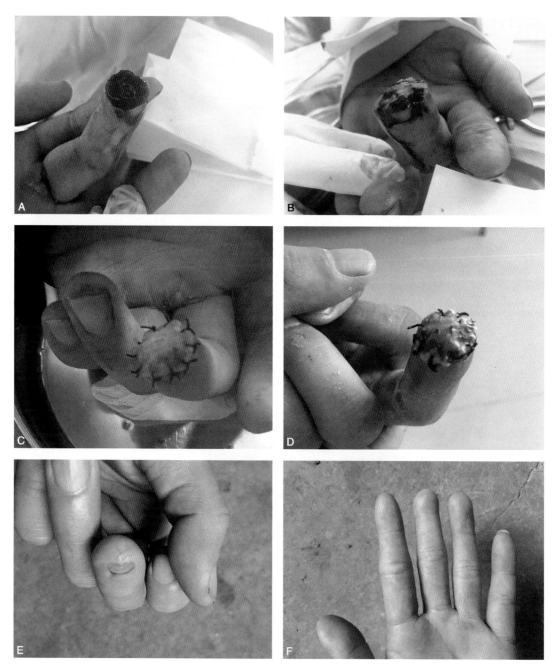

图 2-2-6 左中指机器绞伤致指端缺失(A、B),残端移植人工真皮(C、D),2 周后去除硅胶膜时部分创面已有上皮生长,继续换药;伤后 4 周后愈合,未行自体皮移植,伤后半年指端外形较好,没有明显瘢痕增生(E、F)

是通过诱导再生实现的,包括皮肤附件结构,而非简单的瘢痕愈合。实验在大鼠背部制作直径 1.5cm 全层皮肤缺损,自行设计了与创面直径相同的、带有小门的圆筒状皮肤隔离腔,隔绝创缘扩展的上皮组织并避免创缘收缩造成的愈合假象。通过 30 天连续观察,研究发现上皮组织是通过皮肤隔离腔小门向创面扩展,而并非原位再生,人工真皮移植组上皮组织扩展面积超过硅胶膜组,并且有新生毛囊形成,通过 5-溴脱氧尿嘧啶核苷渗核实验,检测到新生皮肤区域的上皮组织、毛囊及皮脂腺内含有大量的 5-溴脱氧尿嘧啶核苷阳性细胞,这也说明了上述组织内细胞来源于分裂增殖,提示人工真皮材料能够通过引导皮肤附属器干细胞/前体细胞迁移、增殖及分化达到促进皮肤附属器再生的效果,这一发现对组织修复以及皮肤器官再生的临床及基础研究提供新的思路。

(陈欣　陈江海)

第三节　手术操作要点

　　不管基于何种原因、目的人工真皮移植,移植床的准备都是最重要的。坏死或感染组织尽可能清除彻底,清除坏死组织的方法有多种,可分为两大类,一类是手术方法,如切痂、削痂、磨痂、水刀清创等;另一类是保守方法,借助药物、敷料通过创面自身的清创能力,使坏死组织自然液化脱落、基底肉芽组织生长,这种方法清创较为缓慢,往往只在患者不具备手术条件或预见手术获益不明显时采用。

　　对于明显坏死的皮肤和皮下软组织要彻底清除,对于创面所暴露的深部组织应谨慎处理。重要的深部组织包括肌腱、神经、血管、骨质和关节腔隙,甚至各种体腔等,明显坏死或感染的部分要求去除干净,但是没有明显感染的部分可以酌情予以保守性清创后保留。对于非重要的肌腱、血管、神经等,可评估后予以去除,以利于一期愈合。

一、移植床的准备

(一) 清创

　　1. 肌腱的处理　在处理比较重要的肌腱组织时,应尽量保留良好的腱膜,保留有光泽的肌腱组织,将肌腱表层明显感染或坏死变性的组织予以修剪,保留肌腱连续性,这对维持患者日后相应的功能和体位有益。对于受损肌腱的重要性,需要根据该肌腱承担的功能来判定,没有绝对的界限。

　　2. 骨质的处理　需要将明显感染或坏死骨质予以咬除或凿除,直至能见到骨质基底有微量渗血(图 2-3-1 和图 2-3-2),渗血现象在松质骨中比较明显,对于皮质骨来说,判断不是非常容易,有时候需根据骨质的光泽来判断是否已经达到健康骨质。一般来说,裸露骨质短径不超过 2cm 为宜。如果裸露骨质面积过大,如颅骨、肩胛骨等,可以应用周围筋膜组织拉拢、转移覆盖部分骨质,或在骨质表面间隔 1~2cm 钻孔,保证移植床有足够的微血管和细胞成分可以长入人工真皮,构建类真皮组织。应注意凿骨后控制好活动性出血,避免皮片下血肿形成。

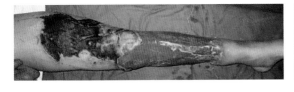
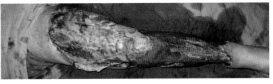
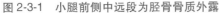

图 2-3-1　小腿前侧中远段为胫骨骨质外露　　　　图 2-3-2　将坏死胫骨皮质凿除至有微量渗血

　　3. 神经和血管的处理　对于身体主要的血管或神经,原则上需应用组织瓣覆盖,单纯应用人工真皮有可能出现继发破裂出血和组织脱水坏死现象;而对于相对不重要的小范围血管和神经暴露,则均进行正规断端处理,应用周围软组织进行覆盖和包埋,不使基底出血或后期神经残端裸露。清创后,保留的肌腱或者骨质外露的部位,尽可能采用两侧的皮下软组织进行覆盖,比如拉拢缝合,有条件的还可以局部进行组织瓣转移。

　　4. 创周处理　在保留肌腱和骨质的周围扩展出至少 1cm 的正常皮下组织,将有利于人工真皮在肌腱或骨质周围与基底建立良好血运。这样人工真皮存活后的再生细胞才能够向肌腱或骨质表面爬行进入真皮支架,最终覆盖肌腱或骨质表面。

(二) 重视无菌操作

无菌操作是医务人员人尽皆知的原则,尤其在侵袭性操作中,无菌操作尤为重要,值得注意的是,手术过程中的无菌操作与伤口换药不是同一个标准,针对不同感染风险和后果,应匹配相应的无菌标准。人工真皮是胶原材料,作为异物植入表面氧张力为零,移植后感染风险比较高,而且人体防御体系和抗生素无法惠及该处,极少量致病菌沾染就会造成感染,一旦感染,人工真皮就会被迫去除,导致手术失败。手术感染风险与三个因素有关:一是患者本身基础疾病状况,患者抵抗力越差,则感染风险越大;二是手术切口污染情况,随着污染程度的增高,感染率从清洁切口不到1%升高到10%~40%;第三是手术时长,手术时间越长,则感染风险越大。在应对清洁切口时,污染源容易控制,所以操作上并不容易出现大问题,但对污染甚至感染切口,操作上降低感染风险则尤为关键。清创术第一阶段是对污染或感染的区域进行处理,手术器械和术者手套在此阶段都被污染,一旦清创完成,应更换新的器械和手套。

(三) 创面止血充分

止血彻底一直是外科医生基本的操作技能之一,是所有手术不能忽视的重要环节,因为术区血肿形成会增加术后感染风险,也是人工真皮移植失败的主要原因之一(图 2-3-3)。

(四) 创面的除菌处理

清创后创面进行彻底的清洗非常重要,建议按生理盐水冲洗→过氧化氢溶液冲洗→生理盐水冲洗→聚维酮碘溶液湿敷→生理盐水冲洗的顺序充分清洗。较多医生在应用含碘制剂冲洗创面时,往往会很快用生理盐水将创面上的含碘制剂冲洗掉,这使得含碘制剂在创面停留的时间很短,降低了杀菌作用。根据相关规范,聚维酮碘作用时间需要 2 分

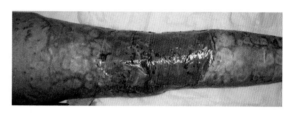

图 2-3-3 止血不充分容易导致人工真皮移植后感染并影响其存活,此病例血肿较小,术后换药时可以剪口引流,经过较长时间可以吸收

钟以上。所以,应用聚维酮碘冲洗创面时,最好采用湿敷形式,并持续 3 分钟以上除菌效果最佳。

至此,移植床的准备就完成了,这是移植成功的关键步骤,绝对不能马虎。

二、人工真皮的准备、移植和固定

(一) 人工真皮的准备

不同品牌的人工真皮性状、包装可能有所区别,有的是冻干脱水工艺后干燥保存,有的是放置在磷酸缓冲液中湿性保存,移植前准备略有不同。在一次性无菌产品进入医疗机构的过程中,应该严格遵从医疗机构规范的进货流程,经过相关部门严格的审核和批准,包括批次、灭菌日期和有效期、灭菌方式等,均符合要求才能进入医疗机构,医疗机构需要通过严格的进货、验货流程取到合格的产品,医疗机构相应部门的人员将产品送入手术台。绝不能直接从厂家或销售商供货到手术台,否则监管环节缺失,容易导致严重的不良后果。在手术台上将人工真皮外包装打开以后,要有相关人员仔细查看产品的灭菌成功标志和有效期,在合规范围内才能使用。打开包装取出人工真皮时,需要规范无菌操作。

(二) 人工真皮的移植

以冻干脱水的干燥产品为例,人工真皮为两层结构,上层为硅胶膜,下层为具有多孔三维

结构的胶原材料,这些三维结构充满空气,如果移植到创面后这些空气依然存在,将会影响人体自身细胞的长入,移植前将人工真皮在生理盐水中浸泡2~3分钟,排出空气,直至生理盐水完全填充三维结构。浸泡时间也不宜过长(一般控制在10分钟以内),时间过长会出现三维结构的软化崩裂、塌陷现象,后期细胞长入和结构成型较为困难。在生理盐水中加入一些生长因子,尤其是碱性成纤维细胞生长因子,可在一定程度上促进创面愈合。上层硅胶膜是封闭的容易导致创面引流不畅,尤其对于渗出或者渗血量较大的创面(图2-3-4),可在人工真皮上提前打孔,以利于引流(图2-3-5)。应该在浸泡之前打孔,因为浸泡后人工真皮下层容易与其他物品贴附,操作时会破坏原有三维结构。移植过程中还需要注意修剪人工真皮边

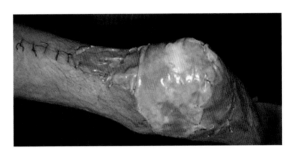

图2-3-4　硅胶膜下积脓

缘,使其与创面边缘尽量严密一致,超出创面边缘的人工真皮干燥后黏附在正常皮肤上,容易产生不适甚至疼痛,同时还可使皮肤上的污染物沿皮片进入创面引发感染(图2-3-6)。人工真皮移植到不平整移植床时,需要与基底贴附良好,不留缝隙。

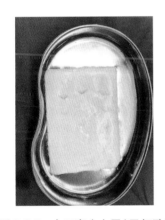

图2-3-5　人工真皮上层(已打孔)

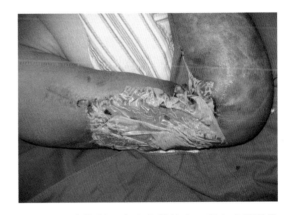

图2-3-6　未按创面大小剪裁的人工真皮容易引发感染并产生不适

（三）人工真皮的固定

只要能够保证皮片牢固贴附,缝合、皮肤缝合器或直接敷料固定等方式均可采用。另外,在关节、面部、臀部、会阴等不便固定和包扎的部位,还可以采用打包包扎的方法固定。

（四）人工真皮移植后的包扎

人工真皮移植后的包扎关系到皮片成活,是非常重要的环节。

1. 人工真皮移植后需要适度加压包扎　适当的压力能保持人工真皮与基底贴附良好,有利于术后止血,有利于成纤维细胞和血管芽长入人工真皮内。但若压力过大,人工真皮的三维结构会被破坏,减少成纤维细胞增殖的空间,最终会导致形成的类真皮组织厚度偏薄或不均匀,甚至导致需要覆盖的深部组织裸露。绷带包扎力度一般掌握到小于自体皮片移植、大于皮瓣移植后的包扎力度,可以应用弹力绷带。近年来,负压创面治疗技术(NPWT)或负压封闭引流(VSD)被广泛应用于创面的修复过程中,其最大的优势是能有效促进创面基底肉芽组织的

生长。笔者认为，NPWT 可以应用于人工真皮的固定和引流，但需注意应用负压时人工真皮表层应开引流孔，才能发挥引流真皮下积液、积血的作用；还应控制负压的强度，以偏低压力为宜，以-100mmHg 以下为宜。压力模式不需要间歇式变化，持续负压即可。

2. **人工真皮移植后内层敷料的选择**　因为人工真皮的硅胶膜本身就是一种透气性能和防水性能良好的材料，足够胜任对人工真皮和创面的保护，因此不需要特殊敷料，但内层敷料需要柔软和疏松，便于对皮片的均匀压迫。

3. **关节部位人工真皮移植后需要妥善制动**　关节部位移植人工真皮后妥善的体位固定有利于减轻创面出血，避免因活动导致的皮片挪动和开裂，可以采用石膏、支具或者加厚敷料紧密包扎等方式限制关节活动。一般应关节制动至人工真皮成活。

（五）术后换药的时机

人工真皮移植后，应根据移植前创面污染状况来决定换药时机，如污染或感染程度较重，可在术后 3~5 天进行换药，而清洁伤口第一次换药时间可适当延迟。换药时应及时处理真皮下的血肿和渗液，硅胶膜会使感染病灶脓液聚集，导致感染不易控制，当存在大范围皮下积脓时，硅胶膜可提前去除，并进行局部的抗感染处理。肌腱、骨外露创面术后 1~2 周甚至更长时间内仍可见人工真皮下的肌腱和骨质，只要没有明显感染，就不应贸然揭除硅胶膜，而应耐心观察，这类创面 3~4 周形成类真皮组织是比较常见的。

三、自体皮移植的时机和方式

在血运丰富的移植床上，人工真皮移植后 9~12 天就能够形成良好的类真皮组织，此时是二期移植自体皮的最佳时机；而对于血运欠佳的难愈性创面基底，如肌腱、骨骼外露的创面基底，人工真皮移植后 2~3 周是移植自体皮较为合适的时机。如果时间过短，类真皮组织形成并不完全，三维结构也没有被增殖的成纤维细胞填充，表现为创面基底质地较为松脆，外露肌腱和骨组织没有被类真皮组织完全覆盖，植皮不易成活；超过 3 周时人工真皮的胶原结构经降解难以维持，对诱导类真皮组织形成的作用明显减弱；同时，如果时间过长，成纤维细胞容易生长超出原有三维结构，导致肉芽组织过度增生，这种组织松软、水肿，在准备自体皮移植前创面处理过程中，有必要将这些多余肉芽组织予以刮除；另外，进一步延长时间还会增加感染风险。当然，这个时机的掌握并非十分教条，也可以依靠对人工真皮外观来判断，人工真皮完成血管化，即"成熟"过程有如下特点（图 2-3-7）：

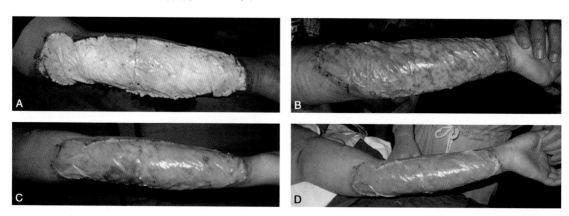

图 2-3-7　人工真皮移植后外观的经时变化

A. 人工真皮移植后当天；B. 人工真皮移植后第 8 天，较深颜色出血点较多；C. 人工真皮移植后第 12 天，较深颜色出血点明显减少；D. 人工真皮移植后第 14 天，出血点完全消失。

1. 通过透明的硅胶膜可见类真皮组织由移植初期的紫红、暗红色,逐渐变成橘红色或粉红色,移植初期较深颜色的出血点消失;

2. 硅胶膜与基底分离、浮起,可以轻易揭除;

3. 触碰时能感觉到质地比较坚韧,这时往往提示类真皮组织生长良好,可以接受自体皮的移植。

在移植自体皮之前,需要对完成血管化的人工真皮再做一些处理,手术中将硅胶膜去除,手术刀或纱布轻轻蹭刮类真皮组织表层,此时可感到类真皮样组织的坚韧度,将表层松软肉芽组织及蓄积的分泌物予以刮除,保留致密基底。对于肌腱或者骨质表层的类真皮组织,即使是较为松软也应予以保留,勿使肌腱或骨质重新暴露。创面在移植自体皮之前仍需要进行清洁和清洗,与移植人工真皮前创面处理一致。血管化的人工真皮血运良好,可有少量渗血,但不会大量出血,因此,移植自体皮后只需要固定良好、适当加压,皮片上不必开过多引流口,可以获得更良好的移植外观。

(陈　辉)

第四节　适应证和禁忌证

人工真皮最初的适应证局限于大面积烧伤创面,目的是满足大面积烧伤切削痂后创面的临时性覆盖,同时通过人工真皮移植,改善创面移植床质量,增加植皮部位真皮层厚度,仅需要移植薄断层皮片就可以修复大面积烧伤创面,供皮区(不限于头皮)可以多次取皮,缓解供皮区的不足,愈合质量也得到了提高。随着这种创面修复材料的广泛应用,特别是对修复机制的深入研究和认识,扩展了创面修复适应证,目前在几乎所有类型的急、慢性创面修复中都有取得成功的报道。

一、人工真皮应用的目的

(一)改善自体薄断层皮移植后质量

对于自体供皮区比较少的病例,如大面积烧伤后瘢痕的修复,植皮后质量较差是困扰临床医生的难题。对于关节处或明显影响功能和外观的瘢痕修复,因颜色及质地非常接近,最佳方案是采用瘢痕周边的正常皮肤进行皮瓣修复,但大面积烧伤患者瘢痕分布较为广泛,瘢痕周围正常皮肤不足,常无法满足瘢痕修复的需要,即便采用扩张术进行皮源扩增,也很难满足需求。所以,大面积烧伤患者瘢痕修复往往还是以植皮为主。在大面积烧伤患者早期修复创面过程中,正常皮常被反复多次取皮利用,这些供皮区仅能提供较薄的皮肤,在功能部位进行整形修复时,皮肤质量不高,修复效果不好。另外,中厚皮片(又称厚断层皮片)移植虽能达到较好的效果,但供皮区将会遗留新的瘢痕,取皮越厚则瘢痕越重。人工真皮移植到创面后,会形成类真皮样组织,相当于增厚了真皮层,即使在其上移植较薄的自体皮片,也能获得与较厚自体皮片移植类似的效果,植皮愈合后的皮肤在弹性和耐磨度上都有进步,外观也得到了改善。

(二)用于自体皮移植的创面基底准备

临床上经常存在一些较深的创面,早期扩创手术时,创面存在感染、基底组织变性、坏死组织界限不清楚等,彻底清创有可能过早暴露深部重要组织或器官,也可能将亚健康或间生态组织一并切除。这些间生态组织通过正确的保护措施,往往能够恢复成为健康组织,因此一期手术时常进行保守扩创,此时如果直接行自体皮片移植,存活把握并不大,而失败会造成自体皮肤的浪费,给患者增加痛苦。若采用人工真皮进行覆盖创面,则有利于间生态组织的恢复,改善创面基底血运,为二期自体皮移植创造了条件。

（三）对重要深部组织或器官的临时性保护

肌腱、骨骼、甚至关节外露的创面,如果没有进行组织瓣修复的条件,自体皮移植往往是最终的解决方案。这些外露的重要深部组织由于血运不良,往往不能立即行自体皮移植,如果这些组织或器官长时间暴露,很容易导致继发性的坏死,最终导致这些重要组织或器官的功能丧失或受损。人工真皮表层的硅胶膜具有良好的保水透气功能,可以给重要的组织或器官提供良好的屏障功能,减少感染的风险,也避免了进一步的损失,为后期的创面修复提供思考的时间和方案的选择。

二、适应证

人工真皮最大的优势在于移植后能够形成类真皮组织增厚创面基底,也能够从创面周缘获取良好血运并存活,使直接暴露的皮下重要组织,如肌腱和骨骼等得到良好保护和覆盖。所以,其适应证包括以下三种常规应用和一种临时应用。

（一）应用于全层皮肤缺损、基底血运丰富的创面

人工真皮在设计之初主要是应用于全层皮肤缺损、基底血运丰富、需要通过植皮修复的创面,如深Ⅱ度、Ⅲ度烧烫伤切削痂后创面、创伤后大面积皮肤缺损创面、体表肿瘤切除后创面、瘢痕切除后创面以及全厚或皮瓣切取后不能直接缝合供皮、供瓣区创面等。这些创面的共同特点是:①体表皮肤缺损面积较大、不能通过直接缝合而需要植皮修复;②创面基底为正常脂肪、筋膜甚至肌肉等血运丰富组织;③没有感染,或感染较轻,不影响植皮手术。在这样的创面上移植人工真皮,其血管化过程快,大多在2周内形成较好的类真皮组织,在其上移植自体薄断层皮片,皮片成活后达到类似厚断层皮片移植的效果,最大优势在于减少了供皮区真皮组织的采取量,减少了供皮区的损伤,减少了中厚皮片供皮区瘢痕形成。在大面积烧伤治疗时,由于取皮薄、供皮区愈合快,可以重复取皮,解决了供皮区不足的矛盾。在较小的皮肤软组织缺损创面应用时,如指端损伤,移植人工真皮后通过一段时间换药处理,创面可以一期愈合不需要植皮,愈合后瘢痕不明显、外观好。

（二）应用于基底血运不良、有坏死组织残留的难愈性创面

难愈性创面的共同特点:①创面基底(创基和创缘)多为无生机组织(坏死组织);②瘢痕组织、骨外露、肌腱或腱膜组织外露,创面基底及周围组织血运不良(瘢痕屏障);③存在潜腔、窦道、关节腔开放;④可能有重要组织、器官外露;⑤可能有异物残留(包括坏死骨);⑥普遍有创面深部组织感染,其中耐药菌感染、多重感染、特殊感染(真菌、病毒、结核菌)占较高比例。直接应用植皮方法修复这类创面常常不能成活或成活率不高,多需采用组织瓣的方法修复。应用人工真皮移植后的架桥作用,来自创面基底和周边有血运组织的细胞和血管成分向人工真皮内“侵入”,形成血运丰富的类真皮组织,再通过植皮的方法修复创面。结合应用生长因子、负压引流及单层型人工真皮复合移植,可以提高修复成功率和修复质量。

（三）应用于存在腔隙、裂隙和窦腔的创面

这类创面共同特点是创面范围内存在腔道或间隙,包括骨折部位创面、小关节腔开放创面移植以及窦道创面,易积存关节液、渗出液或存留异物,导致移植人工真皮后出现引流不畅和感染,早期曾认为这类创面是人工真皮移植的禁忌证。人工真皮打孔结合应用负压引流技术可以引流间隙中的液体,保证人工真皮的“成活”;在窦道创面修复时,可应用单层型人工真皮

(不带硅胶膜)填塞结合应用负压引流技术,同样可以获得成功。

（四）利用人工真皮临时保护重要的深部组织或器官

这是一种暂时性创面覆盖方法,不提倡常规应用。对于某些重要组织、器官外露,如腕部肌腱外露、大关节腔开放、器官外露等,应尽可能采用组织瓣修复方法,但由于患者条件所限(如合并休克、昏迷、器官功能障碍等),或医疗条件不足(设备、人员、技术等)暂不适合立即实施组织瓣手术者,可以在清创后先用人工真皮临时性覆盖伤口,随后再行组织瓣修复,覆盖时间一般不超过1周。

三、禁忌证

我们针对少量失败案例总结了人工真皮移植的禁忌证,当然这些禁忌证并不是绝对的,随着技术手段的改进,目前认为的禁忌证很可能会变为适应证。以形成类真皮组织、改善创面移植床为目标时,笔者认为主要的禁忌证如下:①感染严重的创面,评估术后感染的风险较高、移植人工真皮成活率低。②创面存在大量坏死组织,无法一期手术清除或清除时有风险,或短期内计划再次清创的创面。③后期需要进行深部组织结构和功能重建的创面,如腕部电烧伤血管、神经和肌腱损伤裸露的创面,大关节腔开放后期需要改善屈伸功能的创面,尽管移植人工真皮后皮片可以成活、创面可以愈合,但后期的手术将面临困境,应尽可能避免应用人工真皮和自体皮移植,而更多地应用组织瓣方法修复。

四、人工真皮移植后的主要并发症

人工真皮移植后的并发症主要表现为感染、积血、积液,还可能出现皮片移位、断裂或破损。

（一）感染

感染是人工真皮移植主要并发症,也是导致移植失败的主要原因。人工真皮主要为胶原材料,本身不具抗感染能力,表层的硅胶膜可阻挡外界微生物侵入,但无法应对来自创面的感染。据统计移植后感染发生率为5%~10%。

根据感染发生的时期分为两种情况。第一种是移植早期感染,多发生于移植后3~5天,在移植后第一次换药时即发现真皮下明显积脓。感染发生在人工真皮血管化之前,发生快、扩展快,往往波及整个真皮下,此时即使真皮开窗引流、局部采用抗感染措施,也很难挽回,是导致移植失败的主要原因(图2-4-1)。第二种感染发生在移植5天以后,即第一次换药时没有明显感染迹象,随后逐渐发生局灶性、点片状感染,这类感染如及时采用开窗引流、局部去除硅胶膜和消毒剂湿敷等措施,大多可以保留未感染、并已经开始血管化的人工真皮。

根据感染严重程度也可分为两类。一类是较为严重的、具有全身性感染表现,这种感染多见于大范围人工真皮移植,术前创面即有严重感染存在,甚至有全身感染的表现。另一类是没有全身感染症状,仅表现为移植部位的感染。检查创面时可见人工真皮下积液积脓,分泌物多时可沿皮片边缘渗出,这是因为薄膜状的结构限制了液体引流,虽然术中人工真皮表层硅胶

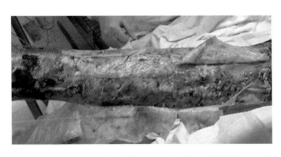

图2-4-1　人工真皮移植5天后,因扩创不彻底,导致铜绿假单胞菌感染

膜已经打孔引流,但是感染病灶分泌物聚集的速度快于引流速度造成的。此时需要及时打开敷料,观察人工真皮硅胶膜下分泌物及创面周缘的情况,如有成片积脓现象,要将人工真皮表层硅胶膜打孔、剪除感染部分甚至去除全部皮片。对创面进行积极处理不能满足于简单的擦拭消毒,推荐清洗后应用消毒剂(如聚维酮碘)进行湿敷。第一类情况还应配合全身抗感染治疗。

(二) 硅胶膜下积血、积液

积血往往是早期出现的并发症,主要原因是术中止血不彻底、术后活动或粗暴搬动。大量的积血直接导致人工真皮浮起、胶原结构不能与创面基底接触,不能完成真皮血管化过程,最终导致移植失败。因此,术中的止血至关重要。止血带下进行的手术,人工真皮移植前一定要放松止血带仔细止血后才能移植。正常的创面基底会有少量渗出,而造成积液较多的原因有可能是炎性反应,或者关节液、腔隙液漏出等。单纯积液往往没有明显感染出现,透过硅胶膜观察较为清亮,可予以硅胶膜打孔引流。对于关节液、腔隙液漏出,打孔后配合负压引流可以获得更好的效果。

(三) 皮片移位、断裂或破损

这种情况的发生往往与术中植皮面积不足、术后体位固定不良有关。特别是关节部位的人工真皮移植,移植缝合时关节处于未完全伸展的体位,包扎固定时又将体位伸展,导致皮片移植面积不足,皮片受牵拉移位、断裂或破损。关节部位移植人工真皮后应当妥善固定,包括石膏和支具,避免由于关节活动造成的皮片移位、断裂或破损。

(四) 人工真皮存活不良

严格地说,人工真皮存活不良不是并发症,而是结果,一旦出现没有更好的处理办法。但在并发症中提出来,目的是引起足够的重视,在整个操作过程中严格遵循原则,避免或减少这一结局的出现。主要表现为移植1周后皮片下早期形成的深红色或紫红色渗血痕迹不消退、皮片未转红,进而没有形成橘红色的类真皮组织。有时可见创面基底组织血运不佳、没有活力、失去光泽,皮片与创面基底分离或干燥。此时,人工真皮仅仅只是起到覆盖创面的作用,无法形成类真皮组织有效覆盖和修复创面,或需要长时间从侧方形成血管化过程,但部分情况会变成硅胶膜下感染,所以需要严密观察,并对症处理。这种情况往往和早期创面处理不充分有关,比如创面基底依然存在坏死组织或血运较差的腱性组织和骨质,在其周围又没有足够面积血运丰富组织,导致人工真皮无法很快被细胞、血管芽等充填,无法快速血管化。需要注意,在血运不良部位,如血管损伤的肢体、糖尿病足等部位,移植人工真皮同时应用创面负压治疗时,切忌负压压力值过高和肢体环形封膜,这有可能进一步加重组织缺血造成肢端血运障碍,此时适宜的负压维持在 $-75 \sim -50\text{mmHg}$。

(陈　辉)

第五节　技术挑战和发展前景

目前国内外人工真皮的研究已经取得实质性进展,临床应用逐渐增多。但迄今为止,人工真皮面临一系列技术问题,例如无法实现一步替代表皮和真皮、屏障不完整易发感染、移植后收缩和瘢痕形成、缺乏毛囊、汗腺、皮脂腺等结构、力学性能不佳等;在人工真皮的应用管理方面,如保存和运输、应用和推广也面临着一些亟待解决的问题。

一、主要技术挑战

（一）性能要求

人工真皮的最终目标是恢复创面的结构和功能。理想的人工真皮应具备以下特性：易于保存，货架期长；无抗原，生物相容性好；机械性能佳，方便剪裁成任意形状；可塑性强，适用于不规则伤口；与正常皮肤的组织结构相近，防体液损失，可有效阻菌；随生长发育保持同步延伸。目前的人工真皮尚未全部满足以上特性。

目前，市场上的人工真皮原料有天然生物材料和人工合成材料两类。以胶原、丝素蛋白等天然生物材料为基础制备的人工真皮，生物相容性好、可促进细胞黏附和增殖，但降解性不易调控、残留抗原性，还有免疫原性、传播病菌等问题和风险。而合成高分子材料制备的人工真皮虽然力学性、抗原性、可塑性等方面优于天然生物材料的，但生物相容性较差。合成高分子材料主要有聚乳酸（polylactic acid，PLA）、聚羟基乙酸（polyglycolic acid，PGA）等。

研究表明，不同哺乳动物（包括人类）的胶原中间紧密三螺旋区域结构是基本一致的，氨基酸序列基本类似（以甘氨酸残基为特征的重复单元：Gly-X-Y，Gly 表示甘氨酸残基，X 和 Y 可以是任何氨基酸残基，有报道称 X、Y 常见为脯氨酸和羟基脯氨酸），呈现高度的进化稳定性。但在非螺旋的松散末端区域中不存在这种稳定性，可出现种属的差异。只要去除端肽就认为是安全的。因此，完全去除端肽成为解决异种胶原免疫原性的关键技术问题。在胶原基人工真皮的研发过程中，科学家研究多种技术，如生物学酶切技术，将末端松散的差异性肽链去除，以降低甚至去除免疫原性，降低人工真皮被免疫系统作为外物识别的风险（图 2-5-1）。此外，牛来源的胶原存在朊病毒残留风险。朊病毒可导致牛的海绵状脑病，是目前已知可向人类传播疾病的唯一动物源性的人畜共患病。高温、射线等物理方法，碱性水解处理、酸处理、蛋白酶处理等化学方法被大量研究验证可有效地灭活朊病毒。

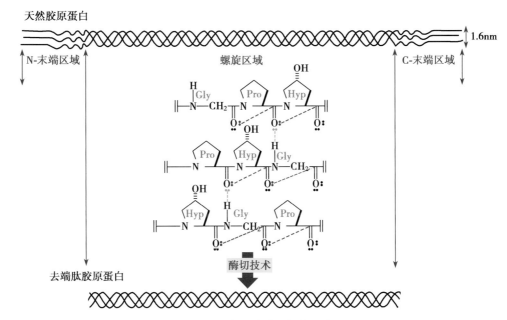

图 2-5-1　去端肽胶原技术示意图

（二）表皮和真皮一步替代

真皮缺损后,需要外科手术将人工真皮移植到缺损创面进行治疗。经过2~3周,人工真皮会逐渐被新生组织替代,形成类似真皮组织,此时需二次外科手术移植自体皮片。这是目前绝大多数人工真皮的修复流程。而可实现表皮和真皮一步替代的人工真皮,通过一次外科手术植入,以接近生理愈合的质量修复缺损创面,永久性关闭创面,达到理想的愈合结局。这极大地减少了患者的痛苦和经济负担,同时简化医生的工作流程,达到合理分配医疗资源的目的。

目前,Apligraf复合人工真皮可实现表皮和真皮一步替代。Apligraf经体外培养而得,包含真皮替代物和表皮替代物的复合体。真皮替代物由新生儿包皮成纤维细胞和牛Ⅰ型胶原溶液组成,形成细胞胶原凝胶。表皮替代物是在细胞胶原凝胶上接种角质形成细胞,分别完全浸没培养和气液交界面培养促进角质形成细胞分化,最终在细胞胶原凝胶上形成人类表皮结构。Apligraf的细胞成分和细胞外基质成分的作用主要是刺激自体皮肤组织再生和上皮化,并非永久存在创面。

遗憾的是,Apligraf韧性和机械耐力较差,手术操作难度较大;运输和保存时间较短,运输成本高。

（三）屏障不完整,易感染

人工真皮移植之初,表皮屏障欠佳。特别是在免疫受损或是创面基底血运欠佳时,人工真皮易于成为黏附性细菌定植的部位。若发生无法控制的感染,人工真皮常失活脱落,导致手术失败或影响愈合效果,增加患者的痛苦和医疗资源的浪费。

感染的发生在一定程度上与细菌、组织细胞谁在人工真皮上优先定植有关。细菌、组织细胞与人工真皮的相互作用,不仅受细胞表面的特定受体和其他表面分子的影响,可能还受人工真皮表面的原子空间堆积规律和电子状态的影响。一旦细菌顺利定植,组织细胞就无法与这些最初定植的细菌抗衡,导致人工真皮感染。提示可在原子水平上对人工真皮进行表面修饰,提高其对组织细胞的亲和力,增强组织相容性。

笔者曾与厦门大学病原微生物与抗感染治疗课题组合作研发含有机金抗感染化合物的复合生物材料。复合生物材料因有机金化合物加入,提高了抗感染效力。将光动力药物纳米微胞化,形成光动力纳米微胞(polymeric micelles),不仅可以降低光动力药物本身的光敏感不良反应,还可在微胞表面以化学方法修饰抗体,使光感性纳米微胞主动标定至病灶。此外,运用光固化寡聚物、抗菌剂、感光剂、光固化单体及水制备抗菌膜,可形成保护伤口的人工痂皮。人工真皮结合有机金抗感染化合物或光动力药物,既可解决抗生素的耐药性问题,又可解决人工真皮的感染性问题,提高产品的附加值,不失为一种良好的尝试。

（四）皮肤附属器再生

皮肤附属器包括毛囊、皮脂腺、汗腺等。毛囊损害后,一般难以再生。不少研究尝试开发针对皮肤附属器再生的人工真皮。如,付小兵等将汗腺整合到人工真皮中,首先将汗腺细胞在凝胶微球上培养并形成微球复合体,然后将微球复合体构建在组织工程皮肤中,并成功在体外培养出了汗腺状结构。陈江海等将胶原和多聚糖作为人工真皮支架,种植可表达绿色荧光蛋白的鼠皮乳头细胞、人乳头细胞和成纤维细胞。随后,将人表皮角质细胞或基因修饰过的角质细胞过度表达的稳定蛋白种植于人工真皮,气-液界面培养10天,试验6周评估结果显示,带有乳头细胞和成纤维细胞的人工真皮能够产生毛囊并生成毛发。

目前尚无针对毛囊等皮肤附属器再生的人工真皮商品。有临床研究报道人工真皮在不依靠植皮情况下,可促进指端缺损或者甲床愈合,并有促进皮肤附属器再生的迹象。此外,通过移植自体或异体皮肤,从外部带来有生长性毛囊,可解决皮肤缺损后毛囊、毛发的修复问题。

（五）皮肤再血管化

烧伤、压力性损伤、肿瘤切除等多种因素可导致深达肌肉、筋膜、肌腱、骨组织的创面。研究证明,基底血运欠佳的创面较血运良好的创面,移植的人工真皮局部血管化时间相对延长,血管化过程更多始于创面边缘组织,细胞等从周围向中心侵入,导致外周新生真皮组织愈合良好、中心欠佳的现象。

解决创面的再血管化有着重要的研究价值和应用前景。一种常见的方法是应用生长因子（如血管内皮生长因子、血小板源性生长因子）刺激毛细血管网的形成,加速人工真皮血管化过程。然而,血管内皮生长因子等在组织和血液中的寿命非常短,无法发挥持续的作用。另外一种改进的方法是使用药物传导系统,cDNA 或生成生长因子的遗传修饰细胞被接种在人工真皮中。这样,使生长因子的长时间释放成为可能。

（六）干细胞的应用

在特定微环境中,干细胞的生命活动由周围环境和各种信号分子复杂的相互作用来调控。人工真皮植入创面后,在生物和物理信号的作用下,内源性干细胞与人工真皮进行接触,相互作用。当人工真皮表面的拓扑结构和识别位点适合干细胞黏附生长时,干细胞在各种微环境（包括成纤维细胞分泌的细胞外基质、细胞因子等）的作用下增殖分化,重建组织结构（图 2-5-2）。

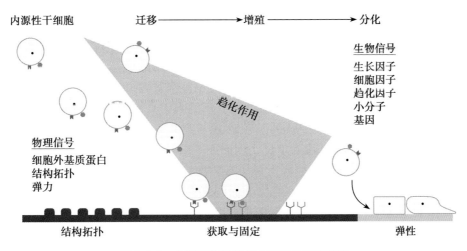

图 2-5-2　内源性干细胞与人工真皮相互作用

目前,有研究已将表皮干细胞用于皮肤溃疡的治疗。干细胞被认为是一种可获得所需组织的替代细胞来源。我们可以从人类胚胎、胎儿的羊水或胎盘,或成人的骨髓、脂肪、皮肤中提取干细胞。治疗性克隆也为干细胞的提取和扩增提供了重要支持。动物研究表明,SD 大鼠深度烧伤模型应用脂肪间充质干细胞与人工真皮治疗后,较对照组创面愈合速度明显加快。脂肪间充质干细胞在人工真皮治疗深度烧伤创面 21 天后依旧存活,保证其在创面愈合过程中持续发挥作用。

二、发展前景

人工真皮的临床适应证正逐渐增加,可用于治疗多种难愈性溃疡、白癜风、坏疽性脓皮病、大疱性表皮松解症、光化性紫癜等皮肤病,以及治疗外科手术、整形手术及外伤所致皮肤缺损。

人工真皮也可用于基础医学的体外研究。有表皮层和真皮层结构的人工真皮,可模拟自然皮肤的部分关键结构和功能。在禁止使用动物试验评价外用药品和化妆品的安全性和有效性时,人工真皮可用来进行外用药品和化妆品试验,用以识别与皮肤接触的有毒性、有刺激性、有腐蚀性的化学物质。在药品和化妆品的研究中,人工真皮用于研究药品中关键活性物质的皮肤渗透性能、吸收性能以及与皮肤细胞的相互作用及效果。

人工真皮的体外应用不仅可以模拟皮肤的健康状态,还可以模拟疾病状态。人工真皮广泛运用于多种疾病模型中,其中主要包括银屑病模型、色素沉着模型、黑色素瘤模型、创伤修复模型、皮肤刺激模型等。相信随着基础医学和组织工程技术的发展,人工真皮在不久的将来可发挥更大的作用,造福广大创伤病患。北京协和医学院通过建立真菌感染疾病模型,初步探讨组织工程皮肤模型在抗真菌药物药效学评价方面的应用:将白色念珠菌、须癣毛癣菌、红色毛癣菌和糠秕马拉色菌的菌悬液接种在染有色素的组织工程皮肤表面,结果显示前三个模型中可见菌丝及孢子侵入表皮及真皮层,并可产生明显的破坏作用,最后一个模型中菌丝及孢子仅在表皮上方或表皮浅层出现,对皮肤的破坏作用不明显。在红色毛癣菌感染模型中,随着特比萘芬浓度的升高,可见红色毛癣菌的菌丝侵入数量减少,减轻对皮肤的破坏程度。该研究进一步拓展了人工真皮在抗菌领域的应用。

近些年来人工真皮的研究与发展同样取得了显著的进步。转基因猪皮、全层皮肤、人表皮干细胞复合裸鼠脱细胞真皮等新型人工真皮被广大科研工作者研发应用。与此同时,不断有新技术纳入研究,如3D打印技术因能在既定的空间位置上对活细胞进行精确的排列,而成为近年来研究的热点。随着3D打印技术和细胞分离培养技术的成熟,可实现依据个体患者创面伤口的扫描图层,分层打印缺损部位组织,个体化精准修复病损部位。

我国近年来获得国家药品监督管理局批准上市的人工真皮产品主要包括组织工程皮肤(安体肤)、双层人工真皮修复材料(Lando)等,实现了人工真皮从完全依赖进口到我国拥有自主产权产品的转变。前者适用于深Ⅱ度烧伤创面或不超过$20cm^2$的Ⅲ度烧伤创面,因含有活性细胞(包括人表皮细胞和成纤维细胞),货架有效期仅为15天;后者适用于深度烧伤、外伤性全层皮肤缺损、整形外科手术中的非感染创面的真皮层缺损修复与重建。研究人工真皮的临床应用及标准化,以及更具特色的产品是非常重要的。笔者长期致力于生物基皮肤修复材料的研发与应用,通过和北京积水潭医院烧伤整形科开展积极合作,多年来围绕烧创伤、难愈性创面等皮肤组织修复问题,开发了基于辐照工艺制备羧甲基壳聚糖凝胶、纳米银凝胶、胶原基人工真皮等创伤修复新材料的制备工艺。合作团队多年来围绕人工真皮在烧伤、创伤、溃疡等难愈性伤口中的应用开展了临床研究;针对不同起因及部位伤口的特点,利用辐射交联等绿色工艺,开展制备具有三维仿生结构、生物安全性和促进愈合性能优异的湿性敷料和组织工程支架材料的研究;积极开展推动胶原基人工真皮等仿生产品的临床研究;利用细胞生物学和组织学等手段,研究生物基材料促进愈合、降解吸收、机体整合的过程,研究材料与创面组织的相互作用机制,为人工真皮的创新应用提供思路。

随着科学技术的发展,人工真皮产品越来越丰富,满足了不同种类创伤的使用需求,一大批新型人工真皮不断涌现,如多孔人工真皮、纤维人工真皮、微球体人工真皮、脱细胞人工真皮。相信随着科研人员的不断努力,未来会研发出更多不同种类的人工真皮。

(许 零)

参考文献

[1] BURKE J F,YANNAS I V. Successful use of a physiologically acceptable artificial skin in the treatment of extensive burn injury[J]. Ann Surg,1981,194(4):413-428.

[2] HEITLAND A,PIATKOWSKI A,NOAH E M,et al. Update on the use of collagen/glycosaminoglycate skin substitute-six years of experiences with artificial skin in 15 German burn centers[J]. Burns,2004,30(5):470-475.

[3] MIYAZAKI H. A novel strategy to engineer pre-vascularized 3-dimensional skin substitutes to achieve efficient,functional engraftment[J]. Scient Rep,2019,9(1):7797-7807.

[4] MACNEIL S. Progress and opportunities for tissue-engineered skin[J]. Nature,2007,445(7130):874-880.

[5] AUGER F A,LACROIX D,GERMAIN L. Skin Substitutes and Wound Healing[J]. Skin Pharmacol Physiol,2009,22(2):94-102.

[6] SUN B K,SIPRASHVILI Z,KHAVARI P A. Advances in skin grafting and treatment of cutaneous wounds[J]. Science,2014,346(6212):941-945.

[7] HADDAD A G,GIATSIDIS G,ORGILL D P,et al. Skin Substitutes and Bioscaffolds:Temporary and Permanent Coverage[J]. Clin Plast Surg,2017,44(3):627-634.

[8] MITTSKAWA N,HIGKI K,ITO N,et al. Combination Treatment of Artificial Dermis and Basic Fibroblast Growth Factor for Skin Defects:A Histopathological Examination[J]. Wounds,2016,28(5):158-166.

[9] GUMBEL D,ACKERL M,NAPP M,et al. Retrospective analysis of 56 soft tissue defects treated with one-stage reconstruction using dermal skin substitutes[J]. J Dtsch Dermatol Ges,2016,14(6):595-601.

[10] SUZUKI S,KAWAI K,ASHOORI F,et al. Long-term follow-up study of artificial dermis composed of outer silicone layer and inner collagen sponge[J]. Br J Plast Surg,2000,53(8):659-666.

[11] MARUGUCHI T,MARUGUCHI Y,SUZUKI S,et al. A new skin equivalent:keratinocytes proliferated and differentiated on collagen sponge containing fibroblasts[J]. Plast Reconstr Surg,1994,93(3):537-544.

[12] HORI K,OSADA A,ISAGO T,et al. Comparison of contraction among three dermal substitutes:Morphological differences in scaffolds[J]. Burns,2017,43(4):846-851.

[13] 陈欣,王成,张琮,等. 应用人工真皮修复骨外露创面的机制[J]. 中华医学杂志,2017,97(4):308-312.

[14] 陈江海,赵晓博,薛航,等. 人工真皮促进全层皮肤及附属器再生的研究[J]. 中华手外科杂志,2018,34(3):228-230.

第三章

人工真皮修复基底血运丰富的创面

创面良好的血运是伤口愈合的基础。急性伤口清除异物、清洗干净,没有肌腱、骨、关节囊等深部组织外露,基底软组织正常、没有血运障碍,可认为是血运良好的创面;慢性伤口经扩创清除炎性肉芽组织、切除创缘老化瘢痕组织、没有肌腱、骨、关节囊等深部组织外露、创面渗血活跃也是血运丰富的表现。这类创面包括皮肤剥脱伤创面、深Ⅱ度及Ⅲ度烧伤切削痂创面、体表肿物切除后创面、瘢痕松解切除后创面等,都可以通过植皮手术修复。在此类创面上应用人工真皮+自体皮片移植的方法修复,主要目的是改善植皮后外观和功能,减轻供皮区损伤;对于大面积烧伤后切削痂创面,也可以应用人工真皮覆盖后分期分批移植自体皮片缓解供皮区的不足。

皮肤移植后的功能和外观,主要与真皮组织厚度有关,移植皮片越薄、真皮组织包含越少,移植后外观和功能越差、挛缩越严重;增加移植皮片厚度,如中厚、全厚皮片,可以改善皮片移植后的外观和功能,但供皮区损伤加重,会留有明显瘢痕。人工真皮移植可以增加类真皮组织厚度,改善刃厚皮片移植后的外观和功能,减轻皮片挛缩,最大限度减少供皮区损伤,使供皮区不留或少留瘢痕。

在血运丰富的创面移植人工真皮较其他复杂创面容易,只要按照操作规范进行均可以顺利成活。有如下注意点:①创面血运丰富,清创后注意仔细止血,避免术后出现真皮下血肿;②一般不需要在人工真皮上打孔,以维持真皮结构的完整性;③术后适度压迫包扎,一般不需应用负压创面治疗装置,避免过度加压损害真皮三维结构。

一、修复腘窝瘢痕挛缩畸形

【病例简介】

患儿女性,4岁,主因大面积石灰烧伤后瘢痕挛缩畸形5个月余于2012年6月10日入院。患儿2012年1月因石灰烧伤在外院住院治疗,创面愈合后局部瘢痕形成,双侧腘窝逐渐出现瘢痕挛缩导致粘连畸形,伴瘙痒、刺痛,腘窝处无破溃及渗液等,否认既往心脏病、呼吸系统疾病史,有多次手术及输血史,否认药物过敏史。

入院情况:被动固定体位,自腹股沟平面至足平面均为增生性瘢痕组织,凹凸不平,质硬,色红,双膝关节屈曲畸形、腘窝完全粘连,不能活动(图3-1-1)。

【诊断】

双侧腘窝瘢痕挛缩畸形。

【临床决策分析】

该病例为幼儿期大面积烧伤后腘窝瘢痕粘连性畸形,严重影响功能和发育。腘窝为功能

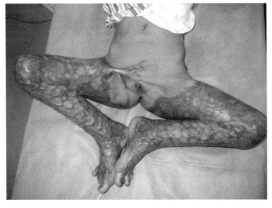
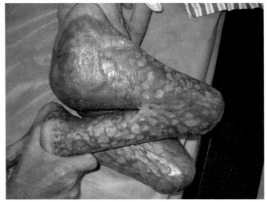

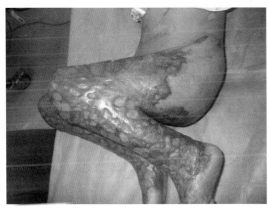

图 3-1-1　烧伤后 5 个月腘窝瘢痕情况（术前正、侧位）

活动部位,对修复后的皮肤质量要求高,小面积修复时皮瓣和全厚、中厚皮片移植是很好的选择,但该患儿腘窝粘连范围大,松解后造成大面积创面裸露,有肌腱组织裸露,如选择皮瓣和/或全厚、中厚皮片修复,供区代价巨大。患儿为大面积烧伤后瘢痕,很难有足够面积的供皮区,中厚取皮也将遗留不可逆的供区瘢痕。应用人工真皮与刃厚皮片移植修复腘窝松解后的创面,既可以最大限度地减少供皮区的损害,又可以通过增加真皮层厚度,改善刃厚皮片移植的质量,能够达到修复功能部位皮肤缺损的目的。

【诊疗过程】

患者入院后完善术前检查,行分期手术。

第 1 次手术先松解右侧腘窝瘢痕,松解后膝关节可恢复伸直位,腘窝后侧创面移植人工真皮,人工真皮与创面基底贴附不留间隙,适当加压包扎。术后每天换药,及时挤压引流真皮下积血积液,1 周后改为每 2 天换药一次,至术后 3 周见人工真皮大部分呈现橘红色,血管化良好。

第 2 次手术时,去除右侧腘窝人工真皮表面硅胶膜,可见类真皮组织形成,取头部刃厚皮片移植修复创面。同时,手术松解左侧腘窝瘢痕,人工真皮覆盖创面,手术方法及术后处理同第 1 次术后,3 周后左侧腘窝类真皮组织形成。

第 3 次手术再取已愈合头皮供区刃厚皮片,移植修复左侧腘窝创面(图 3-1-2),至术后 15 天植皮完全成活,术后常规予瘢痕药物及弹力绷带加压等抗瘢痕治疗(图 3-1-3)。术后 6 年内持续随访,腘窝部植皮处皮片成活好、柔软、无明显瘢痕增生和挛缩,屈伸功能正常(图 3-1-4~图 3-1-6)。

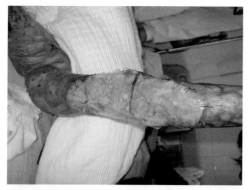
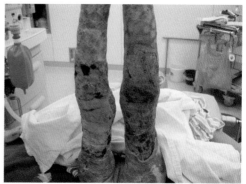
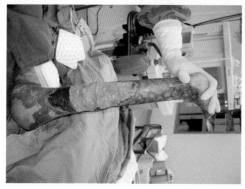

图 3-1-2　分次手术在双侧腘窝瘢痕松解后的
创面移植人工真皮及自体皮片

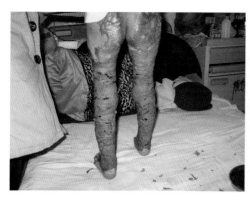
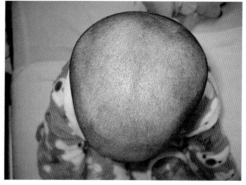

图 3-1-3　出院时腘窝植皮及供皮区愈合情况

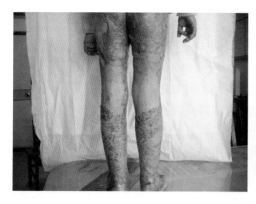
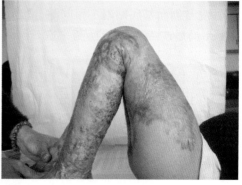

图 3-1-4　术后 6 个月腘窝植皮区外观及膝关节功能情况

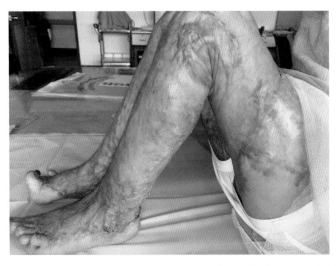
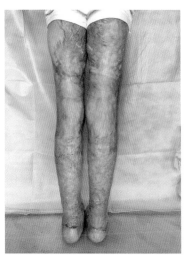

图 3-1-5　术后 2 年腘窝植皮区外观及膝关节功能情况

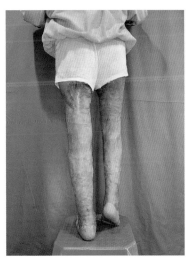
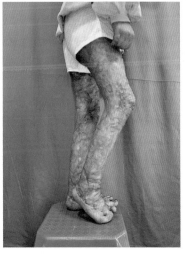

图 3-1-6　术后 6 年复诊情况

【经验与体会】

　　幼儿期大面积烧伤后瘢痕修复,既要考虑到纠正畸形、减少对功能和发育的影响,也要考虑随着儿童发育需反复修复的特点,有计划地利用自身有限的修复材料,尽可能以较小的代价修复畸形。人工真皮与多次头皮取皮,既可以有效地纠正腘窝瘢痕畸形,使移植刃厚皮片形成的复合皮功能外观能接近自体中厚皮片,又使供皮区的损伤达到最小,是非常好的修复方法。考虑到患儿年龄小、耐受手术能力差,采用分次手术的方法,分别松解双侧腘窝瘢痕,可降低手术风险。本病例经长期随访,结果达到了手术预期。

（杨　力）

二、修复腋窝瘢痕畸形

【病例简介】

　　患者男性,50 岁。因右腋窝烧伤后瘢痕挛缩 1 年于 2018 年 5 月 15 日入院。1 年前,患者因全身大面积烧伤入院,多次手术治疗,创面愈合后出院。现因右侧腋窝瘢痕增生挛缩,严重影响上肢功能,入院治疗。既往体质一般,否认高血压、糖尿病病史,否认药物过敏史。

入院情况:右侧腋窝瘢痕增生并挛缩畸形,肩关节外展、内收及前后伸活动明显受限,外展活动范围 15°~35°(图 3-2-1)。全身烧伤后瘢痕外观。

【诊断】

右侧腋窝瘢痕挛缩畸形,全身多处烧伤后瘢痕。

【临床决策分析】

该病例为大面积烧伤后腋窝瘢痕挛缩畸形,严重影响上肢功能。①腋窝顶部残存部分正常皮肤,故考虑瘢痕松解后,通过局部转移皮瓣,复位重建腋窝顶部,避免局部瘢痕皮瓣或远位游离皮瓣修复,减少对患者的损伤。②因瘢痕松解后创面基底凹凸不平,易积血、积液,以及上肢因长期内收位,肌紧张处于挛缩状态,即使松解,上肢亦不易外展固定制动,影响一期植皮成活率。③患者大面积烧伤,正常供区皮源受限。故选择一期行人工真皮覆盖,可以有效解决创面基底凹凸不平,术后还可以通过持续牵引上肢外展位,巩固瘢痕松解效果,待关节外展稳定后,再二期行刃厚皮片植皮,既可以减轻对供区的损伤,又可以取得中厚片的效果,从而以最小的代价获得肩关节的功能。

【诊疗过程】

患者入院后,完善辅助检查,于 2018 年 5 月 31 日全麻下行右侧腋窝瘢痕松解、腋窝顶皮瓣复位、人工真皮植入术。术中持续牵引上肢外展,触及瘢痕挛缩部位彻底切断,沿腋窝顶正常皮肤边缘松解瘢痕,腋窝顶皮瓣伴随上肢外展、顺延上移,直至上肢能够牵引外展 90°,皮瓣覆盖腋窝顶部,缝合固定(图 3-2-2)。根据创面面积与形状,选用合适面积的人工真皮。将人工真皮用尖刀均匀刺孔后浸泡生理盐水中约 10 分钟,后覆盖于创面,适度修剪超过创缘 5mm,保证其与创面贴附紧密,缝合固定,适当加压包扎(图 3-2-3)。术后 3 天第 1 次换药,观察人工真皮与创面基底贴附情况,必要时剪破硅胶膜褶皱,排出积液或积血,再适当加压包扎。至术后 2 周,行二期自体皮移植手术,术中见人工真皮大部分呈现橘红色,表明人工真皮血管化良好,去除表面硅胶膜后,手术刀片适当搔刮创面,聚维酮碘、生理盐水冲洗创面后,移植自体刃厚皮片(图 3-2-4~图 3-2-6)。术后 10 天,植皮成活良好(图 3-2-7)。后期随访 5 个月,植皮外观质地良好,肩关节活动明显改善,肩关节外展达 95°,患者满意(图 3-2-8)。

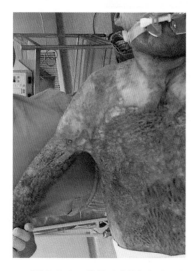

图 3-2-1　术前右侧腋窝瘢痕挛缩,肩关节活动受限

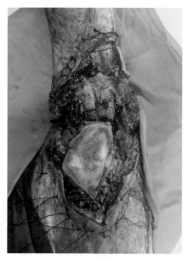

图 3-2-2　术中瘢痕松解、腋窝顶皮瓣复位

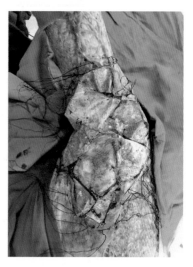

图 3-2-3　术中移植人工真皮缝合固定

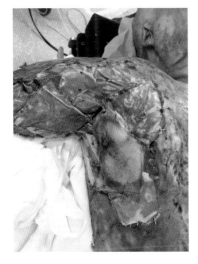 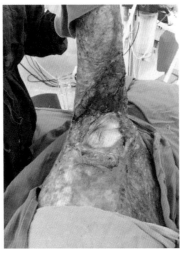 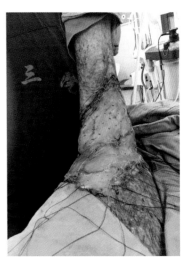

图 3-2-4　人工真皮移植术后 2 周　　　图 3-2-5　术中去除硅胶膜　　　图 3-2-6　移植自体皮片

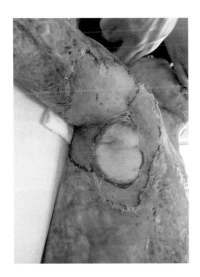

图 3-2-7　术后 10 天,皮片成活良好

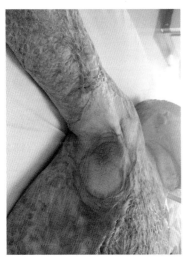 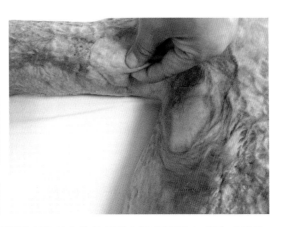

图 3-2-8　术后 5 个月余,肩关节活动明显改善,植皮外观、质地良好、厚薄适中、平整、有弹性

【经验与体会】

烧伤患者关节部位的瘢痕增生及挛缩畸形可严重地影响关节功能及美观。一般瘢痕松解后往往需要中厚或全厚皮片植皮修复。对于严重瘢痕挛缩彻底松解后，会呈现肌腱甚至骨外露的创面，此时往往需要皮瓣修复，而对于大面积烧伤患者则缺乏较大面积的皮瓣、中厚或全厚皮片供区。另外部分皮瓣成活后也比较臃肿。笔者体会，大面积烧伤患者关节部位的瘢痕畸形，通过彻底的松解，必要时行关节囊松解及肌腱延长、术后持续牵引固定，可巩固手术效果，二期再应用人工真皮移植和自体皮移植，后期再通过积极康复功能锻炼，能够有效改善关节外观及功能。临床病例结果亦验证了人工真皮移植能够一定程度上起到对抗刃厚皮片收缩的作用，其效果接近自体中厚皮片移植。预后色素沉着轻微、耐摩擦、有弹性、外观平整。与传统瘢痕松解后中厚、全厚皮片或皮瓣移植相比，成活率高，亦降低了供区瘢痕形成的发生率。同时，该方法也具有操作简单、便于基层医院开展的优点。需注意的是人工真皮联合刃厚皮片移植在耐磨性和远期挛缩发生率方面仍不及全厚皮片或皮瓣移植，故需掌握好临床使用适应证。

（储国平　朱宇刚）

三、修复大面积烧伤后腘窝瘢痕溃疡创面

【病例简介】

患者男性，38岁，1年前全身大面积烧伤92% TBSA，其中Ⅲ度烧伤约38% TBSA，主要集中于四肢；深Ⅱ度烧伤40% TBSA，主要集中于躯干。因右腘窝瘢痕溃疡不愈5个月入院。

入院情况：全身大面积烧伤瘢痕，四肢为削痂后微粒皮及自体小皮片移植后瘢痕，右腘窝瘢痕溃疡多处，均为1cm×2cm溃疡，皲裂明显，少量分泌物，右膝关节活动轻度受限（图3-3-1）。背部为深Ⅱ度创面愈合后瘢痕，瘢痕皮肤较柔软。

【诊断】

大面积烧伤后瘢痕，右腘窝瘢痕溃疡。

【临床决策分析】

腘窝为关节活动部位，一般应采用全厚或中厚皮片移植才能达到较好的瘢痕修复效果。本例患者为大面积烧伤患者，均为烧伤后的瘢痕皮肤，几乎没有正常供皮区，因此采用人工真皮与自体刃厚皮片移植的方法，通过增加真皮组织厚度达到接近中厚皮片的移植效果，供皮区也能顺利愈合，是较合理的手术选择。

【诊疗过程】

入院后经常规体检，全麻下行右腘窝瘢痕切除，人工真皮移植术，术中切除右腘窝瘢痕约14cm×20cm，基底为脂肪组织，血运良好（图3-3-2），清洗止血后移植人工真皮2片（82mm×120mm），边缘缝合固定（图3-3-3），适度加压包扎，术后膝关节予以石膏制动。术后3天更换敷料，皮片下无积液、积血。术后2周，人工真皮血管化良好（图3-3-4），行二次自体皮移植手术，去除人工真皮表层硅胶膜，自后背部深Ⅱ度创面愈合区取4‰英寸（1英寸＝2.54cm）刃厚皮片移植于右腘窝创面，边缘缝合固定，适度加压包扎。术后1周拆线，皮片愈合良好（图3-3-5）。1个月后复诊，右腘窝皮片成活良好，未出现溃疡，无明显瘢痕增生，膝关节屈伸功能改善，后背部供皮区愈合良好（图3-3-6～图3-3-8）。

【经验与体会】

大面积烧伤瘢痕修复主要的难点在于损伤范围大、正常自体皮残留少、缺少自身修复材

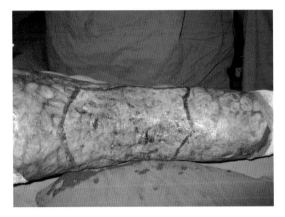

图 3-3-1　右腘窝瘢痕溃疡

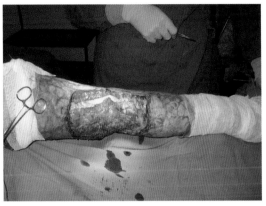

图 3-3-2　瘢痕溃疡切除术后

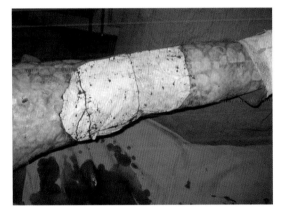

图 3-3-3　移植人工真皮

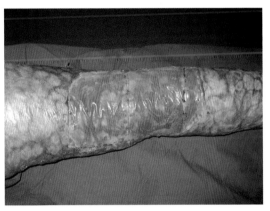

图 3-3-4　术后 2 周,人工真皮血管化良好

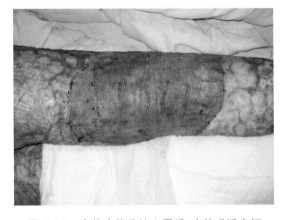

图 3-3-5　自体皮片移植 1 周后,皮片成活良好

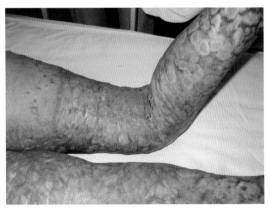

图 3-3-6　1 个月后复诊,腘窝屈曲

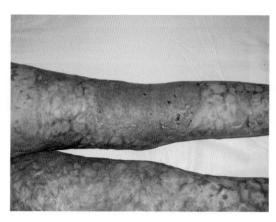

图 3-3-7　1 个月后复诊，腘窝伸直

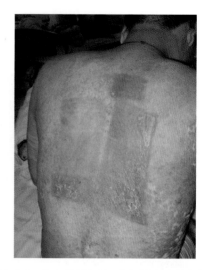

图 3-3-8　1 个月后复诊，背部供皮区恢复情况

料，因此，需根据患者供区情况选择修复方法。本例通过腘窝部人工真皮移植增加了受皮区真皮组织厚度，使用超薄的自体刃厚皮片达到了接近中厚皮片移植的效果。另外，关节部位的植皮（包括人工真皮），术后应注意关节的制动固定，避免因活动导致皮片移位、术区出血，术后还应持续抗瘢痕治疗结合功能锻炼，达到较好的功能恢复。

（陈欣　陈辉）

四、修复腋窝瘢痕挛缩畸形

【病例简介】

患者男性，24 岁，因烧伤后全身瘢痕伴肢体活动不利 1 年入院；患者 1 年前被锅炉溢出的铁水烧伤，烧伤面积 86% TBSA，深Ⅱ度至Ⅲ度，于当地医院救治，行四肢及胸壁焦痂切开减张、削痂、切痂及植皮手术，创面愈合后遗留大面积瘢痕增生，为进一步治疗至我院就诊。既往体健，否认糖尿病、高血压、心脏病、呼吸系统疾病史，有"万古霉素"过敏史，否认其他手术史。

入院情况：全身瘢痕增生明显质韧，暗红色，压之可褪色，卧位不能端坐，可行短距离行走。左腋部瘢痕挛缩畸形（图 3-4-1），活动度检查：左肩外展主动 30°、被动 45°：前屈主动 20°，被动 30°，外旋主动 40°，被动 41°，内旋主动 90°，左前臂呈旋前位。

【诊断】

全身增生性瘢痕，双侧腋窝瘢痕挛缩畸形。

【临床决策分析】

腋窝瘢痕松解后往往需要中厚、全厚皮片移植，或者皮瓣修复，此例患者为全身大面积烧伤后瘢痕畸形，自体皮源不足，应用人工真皮结合自体刃厚皮片移植修复瘢痕松解后皮肤缺损是较好的选择。

【诊疗过程】

患者入院后完善相关检查，于全麻下行左侧腋窝瘢痕松解与人工真皮植入术。术中从腋前至腋后瘢痕行长约 30cm 弧形切口，切口两侧再行辅助 Y 形切口，切至深筋膜，切开后左肩关节可外展至 100°，创面约 5% TBSA，电凝止血冲洗，植入同等面积的人工真皮，缝合固定（图 3-4-2），外敷油纱后予以负压创面治疗，并予石膏托固定。术后 1 周换药见人工真皮与创面基底贴附良好,继续予以负压吸引。术后两周行二期自体皮游离植皮术,打开创面去除表面硅胶膜后,可见红色新鲜肉芽,真皮血管化良好(图3-4-3),取自体刃厚皮片移植于左腋部创面,术后左肩外展位,予以负压吸引固定包扎。1周后皮片成活可(图3-4-4),部分未成活创面肉芽鲜红,补植游离皮片(图3-4-5),定期换药直至创面完全闭合。术后随访3个月,功能改善(图3-4-6)。

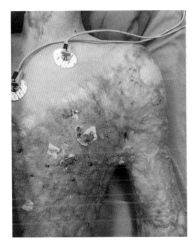

图 3-4-1　左腋部瘢痕挛缩, 术前

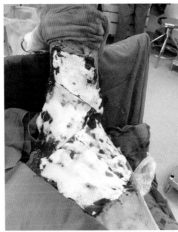

图 3-4-2　瘢痕松解移植人 工真皮术后

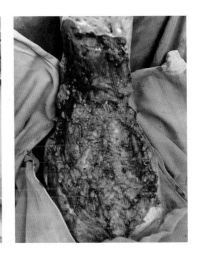

图 3-4-3　人工真皮植皮术后 2 周

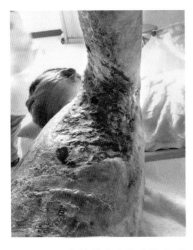

图 3-4-4　自体游离皮片移植术后

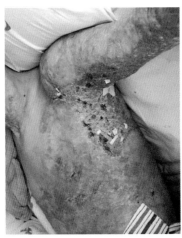

图 3-4-5　第 2 次游离植皮术后

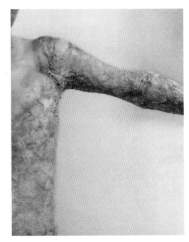

图 3-4-6　术后 3 个月随访

【经验与体会】

　　人工真皮移植后能够诱导成纤维细胞和毛细血管不断从创面床和周边组织长入胶原海绵层,2~3 周形成良好的真皮支架。人工真皮移植联合负压创面治疗材料,具有加压、引流、引导毛细血管再生的作用,使人工真皮及皮片与创面贴合良好,避免皮下及人工真皮下积血、积液的发生,有利于创面类真皮组织形成,提高二期植皮成活率。与传统中厚、全厚皮片移植或皮瓣移植相比,人工真皮移植操作简单易行,可减少自体皮的采取和供皮区瘢痕的产生,对于大面积烧伤患者功能性部位修复具有良好的效果。

(宋　辉)

五、修复幼儿双下肢、臀部瘢痕畸形

【病例简介】

患儿女性,2 岁,因双下肢、臀部开水烫伤后瘢痕增生、挛缩畸形伴功能障碍 1 年入院。患儿 1 年前双下肢、臀部热水致伤,经换药愈合,未行抗瘢痕治疗,受伤部位瘢痕增生明显,瘙痒、功能受限,要求改善功能入院。

入院检查:双下肢、双臀部瘢痕增生,厚度 1~2cm,瘢痕质硬、充血明显,双腘窝及臀部有小片溃疡创面,双腘窝呈屈曲 150°,不能伸直,屈伸功能受限(图 3-5-1)。

【诊断】

双下肢、臀部瘢痕增生;双腘窝瘢痕挛缩屈曲畸形伴功能障碍。

【临床决策分析】

幼儿下肢大面积烧伤后瘢痕,造成关节屈曲、活动障碍,对幼儿的发育造成严重影响,应及时纠正,瘢痕切除后应用全厚、中厚植皮移

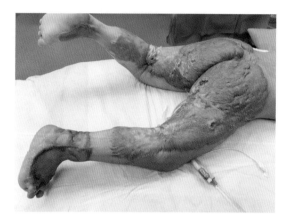

图 3-5-1　手术前双臀、双下肢瘢痕增生严重,腘窝伸直受限,膝关节功能障碍

植修复是最常用和有效的手术方法,但由于瘢痕面积大,供皮区有限,全部应用全厚、中厚皮片移植无法实现。可选择仅在关节部位应用全厚、中厚皮片,其他部位采用刃厚皮片移植的方法。应用人工真皮移植可以增加真皮层厚度,改善刃厚皮片移植后的修复质量,也可以应用于功能部位的瘢痕修复,而且供皮区的损伤更轻微。

【诊疗过程】

入院后完善术前检查,全麻下先后分次行左侧和右侧臀部、下肢瘢痕切除,人工真皮移植术,左右侧肢体手术间隔 5 个月。术中切除瘢痕,创面基底仔细止血清洗后,移植人工真皮,创缘固定,适度加压包扎。术后每周换药 2 次,人工真皮移植后 14~18 天观察到人工真皮血管化完成,呈橘红色,硅胶膜浮起松脱,行二期自体刃厚皮片移植,供皮区为头部(取皮 2 次)及背部(左右各取皮一次)。左侧术后 5 天首次换药,皮片成活良好、愈合后瘢痕轻;右侧术后 8 天换药,部分皮片有感染迹象成活稍差,愈合后瘢痕稍重。图 3-5-2~图 3-5-6 为左侧肢体,图 3-5-7~图 3-5-11 为右侧肢体。

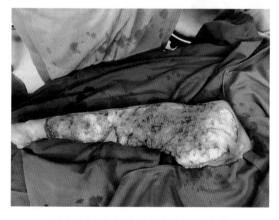

图 3-5-2　切除左臀部和左下肢瘢痕

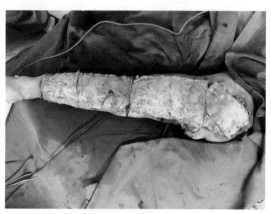

图 3-5-3　移植人工真皮(左侧肢体)

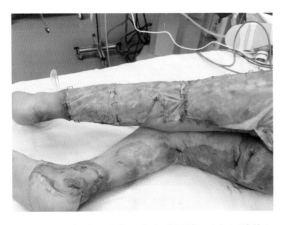

图 3-5-4　术后 2 周人工真皮成活情况（左侧肢体）

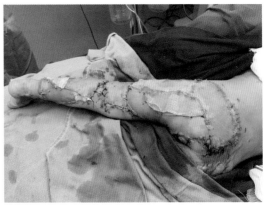

图 3-5-5　移植自体刃厚皮片（左侧肢体）

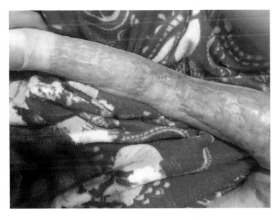

图 3-5-6　术后 1 年（左侧肢体）

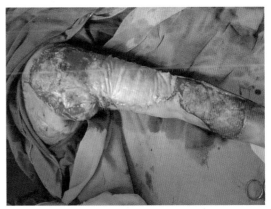

图 3-5-7　切除右臀部和右下肢瘢痕

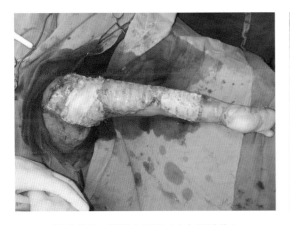

图 3-5-8　移植人工真皮（右侧肢体）

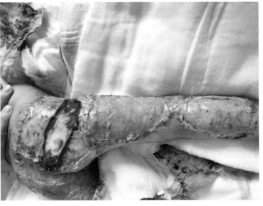

图 3-5-9　术后 2 周人工真皮成活情况（右侧肢体）

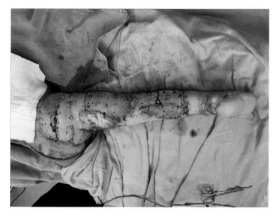

图 3-5-10　移植自体刃厚皮片(右侧肢体)

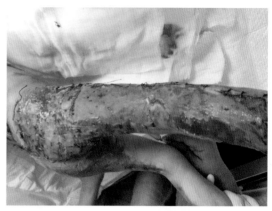

图 3-5-11　术后 1 周,大部皮片成活好、部分植皮脱落(右侧肢体)

　　创面愈合后,应用药物+瘢痕贴+弹力套压迫等抑瘢痕治疗。术后 1 年复诊,双下肢功能恢复良好,植皮区有轻度瘢痕增生,外观改善(图 3-5-12、图 3-5-13)。

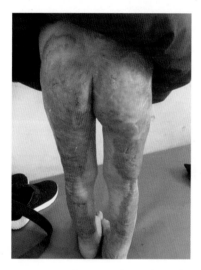

图 3-5-12　左下肢术后 7 个月,右下肢术后 2 个月复诊情况

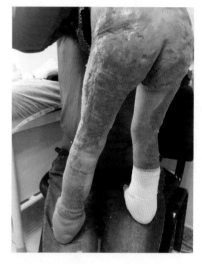

图 3-5-13　左下肢术后 13 个月,右下肢术后 8 个月复诊情况

【经验与体会】

　　对于生长发育期的幼儿,瘢痕修复应兼顾畸形矫正和减少供皮区的损伤,应用人工真皮与自体刃厚皮片移植可以增加真皮层厚度,改善皮片植皮后的修复质量,适合于幼儿大面积的瘢痕修复。本例由于患儿年龄小、瘢痕面积大,为减少手术风险,提高手术耐受性,采用了左右分次手术的方法,并可以重复利用头部供皮区,减少取皮量。术后肢体应给予良好固定和制动,有利于皮片成活。植皮术后换药时机应根据情况掌握,术后 3~5 天首次换药为宜,患儿一侧肢体植皮术后迟至 8 天换药,有部分植皮感染脱落,应引以为戒。畸形矫正后的抗瘢痕治疗和功能锻炼,对于维持较好的手术效果和进一步改善功能同等重要。

(赵鹏亮　陈欣)

六、修复幼儿下肢大面积瘢痕

【病例简介】

患儿男性,4 岁,因双下肢烧伤瘢痕畸形,左膝关节活动受限 1 年余入院。患儿 1 年多前因摔倒碰翻热水锅致背部、双上肢后侧、双臀部、双下肢后侧大面积烫伤,愈合后遗留瘢痕增生畸形,疼痛、瘙痒严重,左膝关节活动受限。

入院情况:瘢痕集中在躯干后侧,背部、双臀部、双下肢后侧瘢痕增生明显,臀部瘢痕厚度 1.5~2cm,瘢痕表面有抓痕,左腘窝瘢痕皲裂破溃,屈曲活动受限,膝关节屈曲超过 90°时,患儿因疼痛而抵抗(图 3-6-1)。

【诊断】

大面积烧伤后瘢痕畸形;臀部、双下肢瘢痕增生;左膝关节屈曲功能受限。

【临床决策分析】

该患儿大面积瘢痕增生非常明显,肥厚而坚硬,不适合瘢痕的改形松解手术,切除的瘢痕皮肤也无法再利用,瘢痕切除后创面面积达体表 12% TBSA,应予以植皮修复,一般多采用关节部位中厚皮移植,其余部位刃厚皮片移植的方法。刃厚皮片移植,再挛缩、增生的可能性较大;中厚皮片移植,供皮区瘢痕严重损伤较大。采用人工真皮+自体刃厚皮片移植,可以达到接近中厚皮片的修复效果,而供皮区的损伤达到最小,不增加新的增生性瘢痕。

【诊疗过程】

术前常规检查无异常,于全麻下行臀部双下肢瘢痕切除人工真皮移植术,右大腿瘢痕切除缝合术。术中自脂肪浅层去除瘢痕,保留脂肪层有利于术后改观的保持,仔细止血清洗后,移植人工真皮并应用皮肤缝合器固定,双臀部打包包扎。共应用 82mm×120mm 人工真皮 7 张,瘢痕修复面积约 12% TBSA。右大腿分层缝合(图 3-6-2)。术后膝关节石膏固定限制活动。术后间隔 3~5 天换药一次,未见皮片下积液。人工真皮移植后 18 天,行二期自体皮移植手术,术中去除硅胶膜可见人工真皮血管化良好(图 3-6-3、图 3-6-4),选择背部和头皮作为自体皮供皮区,腘窝处移植 10‰英寸刃厚皮片,其余创面移植 8‰英寸刃厚皮片,适度加压包扎,并用石膏固定髋膝关节限制活动。术后 1 周自体皮成活良好(图 3-6-5),供皮区愈合(图 3-6-6)。患儿出院后失访,后期功能和外观未能观察到。

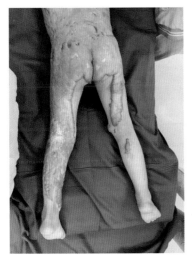

图 3-6-1　术前瘢痕肥厚、膝关节皲裂明显

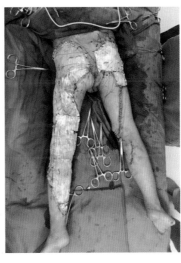

图 3-6-2　术中切除瘢痕,双臀部、左下肢后侧移植人工真皮

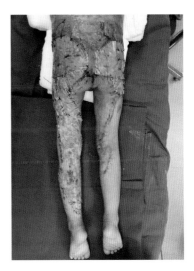

图 3-6-3　人工真皮移植后 18 天,表面呈橘红色,无积液积脓现象

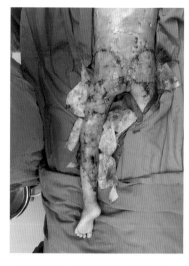

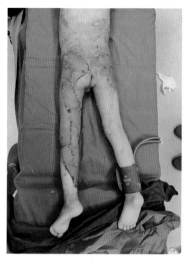

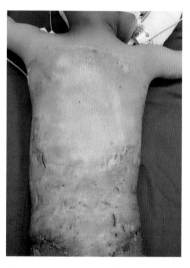

图 3-6-4 去除表层硅胶膜,人工 真皮呈橘红色,血管化良好

图 3-6-5 术后 1 周植皮成活良好

图 3-6-6 头皮及后背部供皮区 1 周愈合

【经验与体会】

大面积烧伤瘢痕的修复,不但要考虑修复后的外观和功能,还需要考虑供皮区的选择。该患儿为双臀部、双大腿严重增生性瘢痕,且影响下肢活动,应予以及时治疗,但瘢痕切除后需采取较大面积的自体皮。手术时利用儿童皮肤弹性好的特点,较窄的瘢痕切除后,直接拉拢缝合或缩小创面,其余创面采用人工真皮+自体刃厚皮片移植的方法修复,植皮效果达到接近中厚皮片的外观和功能,供皮区选择头皮及后背部,1 周左右愈合,供皮区的损伤达到最小,不增加新的增生性瘢痕。这种修复方法缺点在于治疗周期稍长、需要两次手术、费用相对较高。

(陈欣 田彭)

七、修复足背瘢痕畸形

【病例简介】

患儿女性,6 岁,因右足背烫伤后瘢痕增生挛缩、仰趾畸形、踝关节活动受限 1 年入院。

入院情况:右足背趾根部至踝关节前侧瘢痕增生挛缩,瘢痕厚约 1cm,表面干燥皲裂有脱屑,轻度仰趾畸形,踝关节跖屈受限(图 3-7-1)。

【诊断】

足背烫伤后瘢痕增生挛缩、仰趾畸形、踝关节跖屈受限。

【临床决策分析】

足背、踝部的瘢痕挛缩畸形,常造成仰趾畸形并影响踝关节跖屈功能。切除瘢痕矫正畸形后,如创面基底没有肌腱外露,最常用的方法是全厚皮片或中厚皮片移植,但供皮区不可避免出现较轻微瘢痕,因患者家长比较顾忌供皮区瘢痕,所以选择了人工真皮+自体刃厚皮片移植的方法。

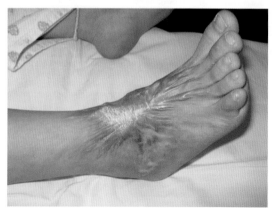

图 3-7-1 右足背、踝部术前情况

【诊疗过程】

入院后术前常规检查,全麻下行右足背瘢痕切除松解,矫正踝关节跖屈和仰趾畸形,瘢痕切除后基底为疏松结缔组织,未见肌腱暴露(图3-7-2),创面仔细止血后移植人工真皮,适度加压包扎(图3-7-3)。术后1周更换敷料并定期换药。术后21天,人工真皮血管化良好,于全麻下行自体皮移植手术,于同侧大腿取8‰英寸刃厚皮片移植于创面,边缘缝合固定,植皮及供皮区适度加压包扎。术后2周查看伤口,皮片成活良好(图3-7-4)。术后给予弹力袜压迫及药物、瘢痕贴治疗,术后7个月复诊,皮片外观好有弹性、趾根部有轻度瘢痕增生挛缩现象(图3-7-5)。7年后复诊,足背植皮未见明显瘢痕增生及挛缩,皮片柔软有弹性,外观较满意;供皮区未见明显瘢痕及色素沉着(图3-7-6、图3-7-7)。

【经验与体会】

应用人工真皮+自体刃厚皮片移植的方法最大的优点在于可以应用刃厚皮片达到接近中厚皮片移植的效果,同时供皮区的损伤轻微。足背和踝部的瘢痕主要造成足背部纵轴的瘢痕挛缩,导致仰趾畸形和踝关节跖屈受限,因此,为保证矫正畸形的效果,足背纵轴的瘢痕松解一定要充分,植皮也要充分,避免皮片挛缩再次出现畸形。趾根部术后由于关节活动,导致最终自体皮移植后有轻度瘢痕增生,提示手术后良好的体位固定非常重要。另外植皮后的规范抗瘢痕治疗也同样不能忽视,抗瘢痕药物+瘢痕贴+弹力袜持续半年至1年的治疗,对预防术后瘢痕起到了较好的作用。

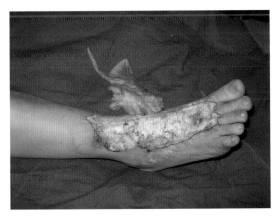

图3-7-2 术中足背瘢痕切除松解,未见肌腱暴露

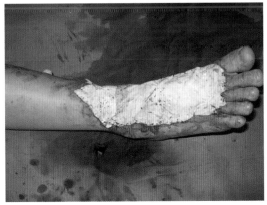

图3-7-3 移植人工真皮

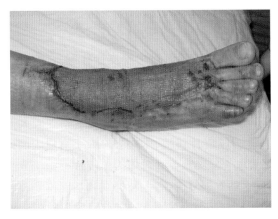

图3-7-4 自体皮片移植2周后,皮片成活良好

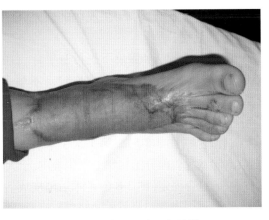

图3-7-5 术后7个月复诊情况

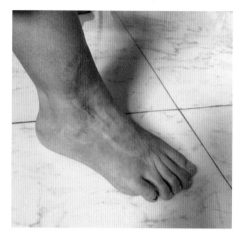

图 3-7-6 术后 7 年复诊情况

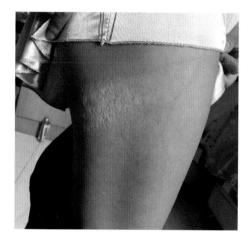

图 3-7-7 右大腿供皮区瘢痕不明显

（陈 欣）

八、修复上肢增生性瘢痕

【病例简介】

患者女性,18 岁,右手背、双上肢烫伤后瘢痕增生 2 年,因腕关节、肘关节功能轻度受限,上肢瘢痕影响外观求治。

入院检查:瘢痕位于右上肢背侧,包括手背、腕背侧、肘关节背侧和上臂外侧(图 3-8-1),以及左前臂及左肘背侧,部分瘢痕质硬,稍充血,增生明显,右侧屈腕、屈肘功能受限。

【诊断】

双上肢瘢痕增生畸形,右腕、右肘部屈曲受限。

【临床决策分析】

肢体大范围增生性瘢痕影响关节功能和外观,如果瘢痕宽度不超过上肢周径的 1/3 者,应用扩张器的手术方法,可达到很好的修复效果。但如果瘢痕范围过大,切除瘢痕后常需植皮修复,如全部采用中厚皮片移植,供皮区损失巨大。本例患者双上肢增生性瘢痕面积大,切除瘢痕后手背部拟采用中厚皮片移植以保证良好的功能和外观效果,前臂、肘部和上臂拟采用人工真皮+自体刃厚皮片移植的修复方法,增加真皮厚度以提高刃厚皮片修复效果,配合术后强有力的抗瘢痕治疗,既减少了供皮区的损失,也使增生性瘢痕得到较好修复。

【诊疗过程】

入院后,于臂丛和腰麻下先行右手背、右前臂瘢痕切除,右手背行中厚皮片移植,右前臂行人工真皮移植术(图 3-8-2、图 3-8-3)。术后自体皮移植区和人工真皮移植区分别加压包扎。人工真皮移植区术后 1 周第 1 次换药观察,皮片下无明显积血积液;自体中厚皮片移植区术后 2 周换药,皮片成活良好;3 周后人工真皮呈橘红色、血管化良好(图 3-8-4),并可观察到较大面积上皮化现象(图 3-8-5)。第 1 次手术后 3 周行自体刃厚皮片移植,术中去除人工真皮表面硅胶膜,刮除基底表面分泌物和上皮化表皮,于大腿外侧取 4‰~6‰英寸自体刃厚皮片移植于人工真皮表面,缝合固定(图 3-8-6)。术后植皮成活良好,术后 6 周复诊,右上肢外观和功能得到改善(图 3-8-7)。因患者对修复后的外观较满意,遂决定以同样方法行右上臂、左前臂瘢痕整形。再次手术切除右上臂及左前臂瘢痕,移植人工真皮,处理方法同上(图 3-8-8),3 周后人工真皮血管

化良好,行自体刃厚皮片移植,皮片完全成活(图 3-8-9、图 3-8-10)。出院后,给予药物+瘢痕贴+
弹力套的抗瘢痕治疗,半年后复诊,腕、肘部功能正常、外观满意(图 3-8-11、图 3-8-12)。

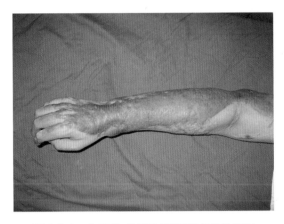

图 3-8-1 右手背、前臂和肘部瘢痕术前情况

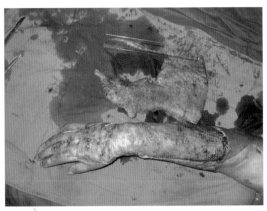

图 3-8-2 切除右手背、前臂瘢痕,基底为正常
脂肪组织

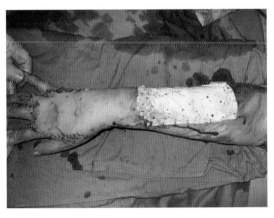

图 3-8-3 右手背及腕部移植中厚皮片,前臂移
植人工真皮

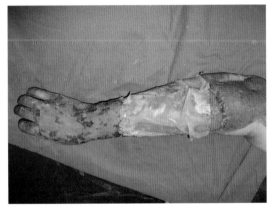

图 3-8-4 术后 3 周,中厚皮片成活好,人工真
皮血管化良好

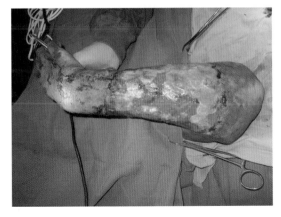

图 3-8-5 去除硅胶膜后可见基底为致密类真
皮组织并有部分上皮化

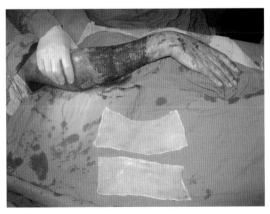

图 3-8-6 适当搔刮基底层,于类真皮组织上移
植 4‰英刃刃厚皮片

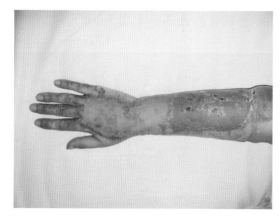

图 3-8-7　第 1 次手术后 6 周植皮区外观

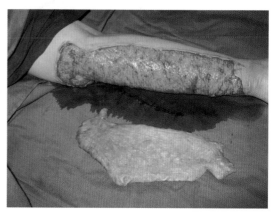

图 3-8-8　左前臂背侧瘢痕切除,基底为正常脂肪组织

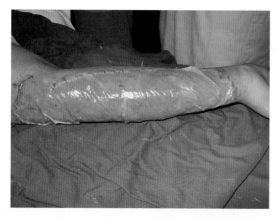

图 3-8-9　移植人工真皮后 3 周,血管化良好

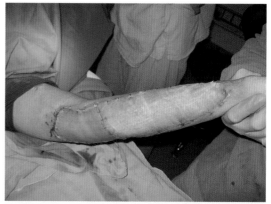

图 3-8-10　类真皮组织上移植自体刃厚皮片

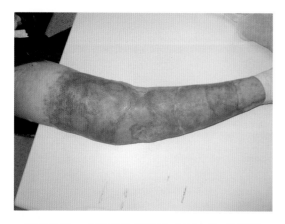

图 3-8-11　术后半年,腕部为中厚皮片、前臂及上臂为人工真皮+刃厚皮片移植,腕、肘部功能良好

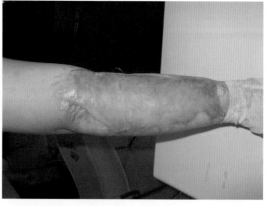

图 3-8-12　半年后左前臂人工真皮+刃厚皮片移植后外观

【经验与体会】

大范围增生性瘢痕影响外观和功能活动,切除瘢痕后植皮是常用的修复方法,本例患者我们采用分区不同植皮方法进行修复,手背部应用了中厚皮片移植以保证功能和外观,前臂、肘部和上臂采用应用了人工真皮+自体刃厚皮片移植的修复方法,得到较满意的功能和外观整形效果。值得注意的是,移植人工真皮后3周,观察到创缘的表皮细胞可以沿人工真皮硅胶膜与胶原模版之间匍行增殖扩展,达到创面上皮化的效果,因考虑到瘢痕修复的目的,采取了刮除上皮化表皮、移植自体刃厚皮片的方法,如果是单纯愈合创面为目的,可以予以保留,减少植皮面积。

(陈欣 陈辉)

九、修复乳腺癌根治术后放射性溃疡创面

【病例简介】

患者女性,51岁,主因右乳癌全切放疗后溃烂1个月于2016年5月16日门诊以放射性溃疡收入院。患者于2015年初因右侧乳腺浸润性癌,行右侧乳房全切+周围淋巴结清扫术,术后多次化疗、放疗,1个月前右胸壁放疗处皮肤溃烂伴周围组织肿痛。患者既往体健,否认糖尿病、高血压、心脏病、呼吸系统疾病史,否认创伤、输血史,否认药物过敏史。

入院情况:患者体温36.3℃,心率78次/min,血压145/90mmHg,呼吸18次/min,神志清楚,对答切题,右侧乳房缺如,右胸前及腋卜见大面枳手术及放疗后瘢痕,呈暗红色,无弹性,胸壁外侧腋前线处见大小约5cm×3cm不规则皮肤溃烂,创面内纤维板呈苍白色,质硬,少量淡黄色脓性渗出,触碰不出血,周围皮肤红肿,压痛(++),瘢痕外皮肤颜色及弹性正常(图3-9-1)。

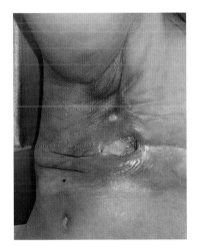

图3-9-1 术前创面

【诊断】

右乳腺癌根治术后胸壁放射性溃疡。

【临床决策分析】

放射性溃疡是由电离辐射造成的急性或慢性伤口,属于难愈性创面,除形成溃疡的组织以外,周围有较大范围未形成创面的组织都受到射线损伤,组织修复和再生能力减退,除了急性期表现的放射性损伤外,后期数年甚至数十年后仍可出现组织继发损伤和慢性溃疡,并累及筋膜、肌肉甚至骨组织。由于受损组织自身修复能力减退,通过保守换药治疗,伤口很难愈合,常需要通过手术修复。损伤严重、范围大,需扩大切除才能达到有效扩创的目的,最常应用组织瓣转移的方法修复,没有肌腱、骨组织或脏器暴露,且基底血运好的创面也可以通过植皮的方法愈合。乳腺癌根治切除术后放射线治疗可导致包括皮肤、血管、神经、肌肉和骨骼在内的局部组织损伤,常出现放射区组织水肿变性、纤维化、血供减少,导致局部溃疡经久不愈,临床上对这类放射性溃疡的修复常感十分棘手。对于病程长、累及肋骨、胸骨等深部组织的溃疡,换药处理和简单皮片移植常难以治愈,仍需血运良好的皮瓣进行修复。常用同侧的背阔肌肌皮瓣、对侧或同侧腹直肌肌皮瓣、皮肤软组织扩张、周围局部转移皮瓣、游离皮瓣或肌皮瓣等移植进行修复,也可联合应用腹直肌-背阔肌皮瓣同时完成乳房再造及胸壁缺损修复。该患者右胸壁溃疡感染波及面积虽大,但溃疡较为局限并且没有侵及肋骨,在相对血供丰富的纤维板创面

上移植人工真皮,利用其支架结构诱导创面基底和周围组织的微血管和细胞成分侵入,形成血运丰富的类真皮组织层,二期进行自体皮移植达到修复创面的效果,避免了切取组织瓣对躯体造成新的损伤。

【诊疗过程】

患者入院后完善相关检查,乳腺彩超提示右乳切除术后,胸壁溃疡处皮下软组织少量积脓,给予抗感染、改善循环及红蓝光物流治疗,分别于入院第2、9天后在局部麻醉下行右胸壁溃疡创面扩创+负压创面治疗,术后每日灌注表皮生长因子溶液,水肿消退,创面缩小,渗出减少,有淡黄色肉芽组织生长,于入院20天后在局部麻醉下行人工真皮移植+负压创面治疗。术中刮匙适当搔刮创面,聚维酮碘、生理盐水冲洗,表面覆盖人工真皮,周围用皮肤缝线缝合固定,覆盖负压材料,加压包扎(图3-9-2)。术后5天第1次换药,可见人工真皮下无积液和血肿,随后每周换药3次,至术后2周,行二期自体皮移植手术,术中见人工真皮大部分呈现粉红色,移植自体刃厚皮片(图3-9-3)。术后2周,患者右胸壁溃疡创面完全修复,外观、质地较好。后期随访1年,未见皮肤破溃及窦道形成,无明显瘢痕形成及皮肤挛缩(图3-9-4)。

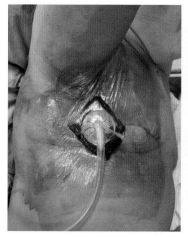 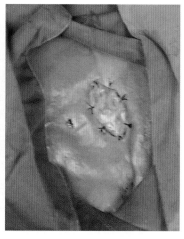 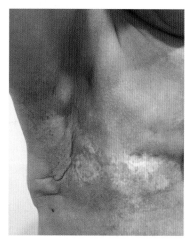

图 3-9-2 移植人工真皮并覆盖负压材料　　图 3-9-3　人工真皮移植 2 周后移植自体刃厚皮片　　图 3-9-4　术后 1 年随访

【经验与体会】

本例人工真皮的应用降低了手术难度,也降低了患者承受的手术风险及心理压力。随访1年,未出现溃疡复发,皮片无挛缩,未发现增生性瘢痕,且局部柔软有弹性,外观较好,是治疗放射性溃疡的一种有效方法。因此,对于损伤面积不大,无明显肌腱、骨组织损伤,无脏器暴露的放射性溃疡创面,可以在清创完全后人工真皮覆盖,二期换药处理和简单皮片移植修复。反之,时间长、创面大、损伤严重的放射性溃疡,如较多骨组织或脏器暴露,放射损伤区组织水肿变性、纤维化、血供减少等创面,选择各种组织瓣移植可能更有优势。

（邹利军　李炳辉　鲍琼林）

十、修复足底黑色素瘤切除后创面

【病例简介】

患者男性,60岁,主因左足跟黑色斑块样皮肤肿物10年入院。患者10年前发现足跟无明显诱因出现一黄豆大小皮肤肿物,当时未予重视和治疗,后肿物逐渐扩大覆盖整个足跟部皮肤,半年前肿物开始出现反复破溃,遂于我院皮肤科取活检,病理示:(左足跟)皮肤黑色素瘤。患者既往体健,否认"高血压,糖尿病,冠心病"等慢性病史。否认手术,创伤,过敏史及输血史。

入院情况:左足跟部可见大片黑色斑片状皮肤肿物,突起皮肤表面,无明显疼痛,皮肤有破溃和结痂,周围皮肤无异常(图 3-10-1)。

【入院诊断】

左足跟部皮肤黑色素瘤。

【临床决策分析】

患者恶性黑色素瘤位置在左足底部,且面积较大,完整切除肿瘤需要足够的面积和深度,扩大切除肿瘤后创面大小约为 11cm×12cm,且深达深筋膜层,部分肉眼可见肿瘤累及的肌肉组织予切除送检,修复具有一定难度。足跟部是人体承重活动的重要部位,对修复后的皮肤质量要求高。在这种大面积且较深的足底创面上移植人工真皮,利用人工真皮的胶原支架来诱导创面基底和周围组织的微血管和细胞成分侵入,形成血运丰富的类真皮组织覆盖较深的创面,随后进行的刃厚皮片移植,可以避免组织瓣移植对供瓣区的损伤,并具有较厚的真皮结构,可以达到较好的修复效果。

【诊疗过程】

患者入院后,积极完善术前检查,于 2018 年 1 月 18 日全麻下行左足跟恶性黑色素瘤扩大切除术,手术过程中分 2 组进行,第 1 组在右腹股沟韧带中内 1/3 与膝关节内侧连线做 S 形切口约 2cm,切取前哨淋巴结,送常规病理检查。第 2 组沿右足跟肿块边缘向外扩展 2.5cm 切除肿瘤,达深筋膜,切除后创面 11cm×12cm(图 3-10-2),肉眼观未见基底浸润,病理结果示:恶性黑色素瘤,切缘及基底部(-)。创面止血清洗后移植人工真皮,皮肤缝合器固定(图 3-10-3),予负压创面治疗。术后给予患者抗炎、补液、镇痛及抗肿瘤免疫治疗,植皮区创面定期换药处理。两周后,可见人工真皮与创面基底贴附紧密,无积液和血肿,呈现橘红色,表明人工真皮血管化良好(图 3-10-4)。患者于 2018 年 2 月 1 日全麻下行刃厚游离皮片移植术,术中去除左足真皮支架外层硅胶薄膜,刮除创面老化水肿肉芽及坏死组织,依次 1∶1 稀释过氧化氢、聚维酮碘、生理盐水序贯冲洗创面。于同侧大腿取刃厚皮片,面积约 20cm×10cm,皮片尖刀打洞引流,覆盖于创面(图 3-10-5、图 3-10-6),负压材料覆盖。术后 1 周,皮片完全成活,外观质地较好(图 3-10-7);术后随访 1 年,患者诉皮片较为耐磨,穿普通鞋每日行走约两万步,未见皮肤破溃及窦道形成,无明显增生性瘢痕形成及皮肤挛缩(图 3-10-8)。

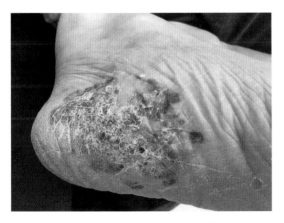

图 3-10-1　左足跟黑色素瘤原发灶

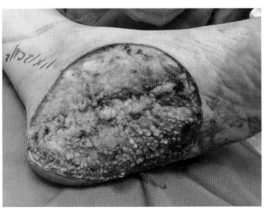

图 3-10-2　术中切除肿瘤后的创面

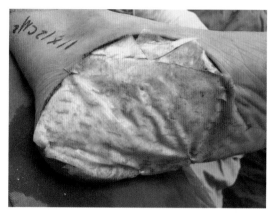

图 3-10-3　移植人工真皮

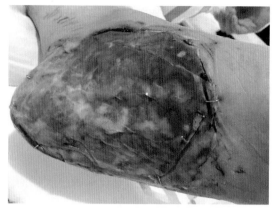

图 3-10-4　移植人工真皮后 3 周

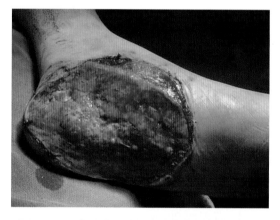

图 3-10-5　去除人工真皮硅胶外膜后的基底情况

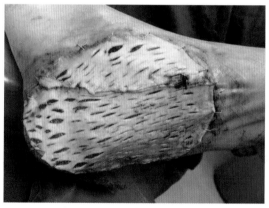

图 3-10-6　二期自体皮片植皮

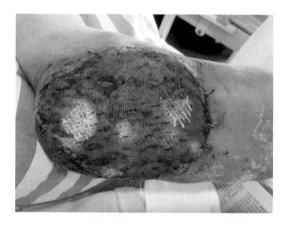

图 3-10-7　自体皮移植术后 1 周，皮片完全成活

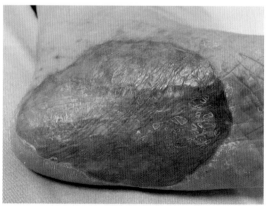

图 3-10-8　植皮术后 1 年

【经验与体会】

我国人群的黑色素瘤好发于四肢,尤其多发于足跟部,创面修复对皮肤的耐磨、活动和承重要求高。传统方法是:①自体皮片移植法;②应用各种局部或远隔部位的组织瓣移植修复创面。组织瓣移植手术有很多优点:首先能够有效地覆盖创面,修复质量高,皮瓣存活后较为耐磨,并且手术一次完成,治疗周期短。但是组织瓣修复方法供瓣区的代价较大。直接在凹陷的足底创面上植皮,缺少真皮组织的皮片经长时间运动摩擦后易出现破溃、溃疡等问题。利用人工真皮支架,刃厚游离皮片移植极易完全成活。对患者术后 1 年的随访,皮片无挛缩,未发现增生性瘢痕,且局部柔软有弹性,恢复了较好的行走功能。人工真皮在此类创面中的应用有非常重要的临床价值。

（姚　刚）

十一、修复手部脱套伤创面

【病例简介】

患者女性,48 岁。右手机器挤压脱套伤后 3 小时入院。患者工作中右手被捻入机器造成自手背、手掌至手指逆行皮肤脱套伤,拇指末节撕脱离断(图 3-11-1)。

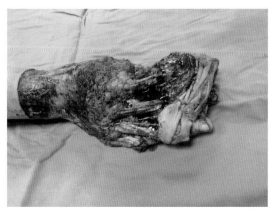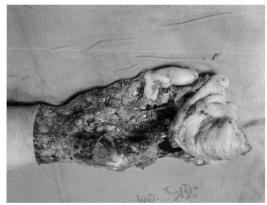

图 3-11-1　右手背、手掌皮肤脱套伤

【诊断】

右手皮肤脱套伤;右拇指离断伤。

【临床决策分析】

该病例为手部皮肤脱套伤,深部组织肌腱、骨关节和神经血管外露,治疗比较困难。传统的修复方法多采用局部皮瓣转移或吻合血管的游离皮瓣移植修复,技术要求高,有一定的坏死率,供区遗留一定损伤,而且皮瓣移植后较臃肿,常需行二次修薄手术。应用人工真皮+刃厚皮片移植修复手部脱套伤创面,既可以通过新生真皮厚度覆盖手部深部组织,又可改善刃厚皮片移植后的质量,达到修复功能和改善外形并重的要求。

【诊疗过程】

入院后急诊在臂丛麻醉下行清创缝合,拇、中、环指血管吻合,手背静脉移植吻合,克氏针固定术。术后拇指末节坏死,其余手指成活。手背及手掌皮肤坏死,中、环指近节部分皮肤坏死。伤后 17 天再次清创,清除坏死皮肤及皮下组织,术中见部分伸肌腱变性坏死,予以清除,应用负压创面治疗技术覆盖创面,以促进创面肉芽生长(图 3-11-2)。术后 7 天拆除负压装置,应用人工真皮覆盖手掌、手背部皮肤缺损(图3-11-3),术后21天去除硅胶膜,可见新鲜、饱满的肉芽组织形成,移植自体中厚皮片(图3-11-4)。术后移植皮片全部成活,外观平整,无明显色素沉着(图3-11-5)。随访24个月移植皮肤平整不臃肿,色泽质地与周围皮肤相近,色素沉着不明显,皮肤柔软有弹性,手部功能满意(图3-11-6、图3-11-7)。

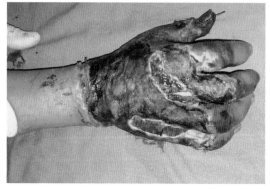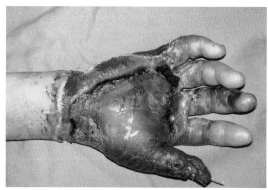

图 3-11-2　术后 17 天右手背、手掌皮肤坏死

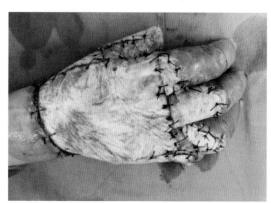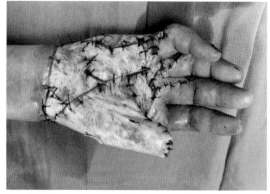

图 3-11-3　伤后 30 天人工真皮覆盖右手背、手掌皮肤缺损

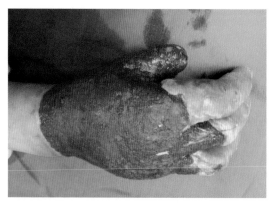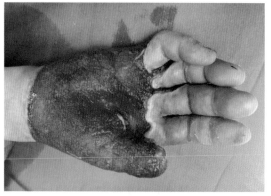

图 3-11-4　伤后 51 天右手背、手掌移植人工真皮后创面

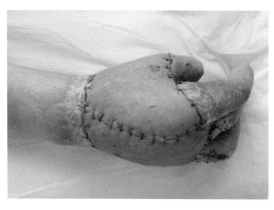
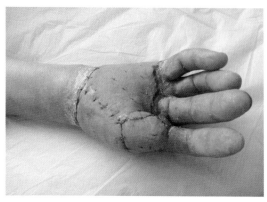

图 3-11-5　自体皮移植术后 15 天右手背、手掌皮肤成活情况

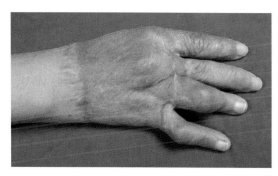
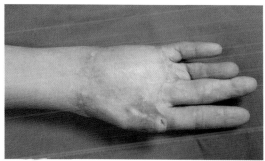

图 3-11-6　伤后 2 年右手背、手掌皮肤不臃肿,色素沉着轻

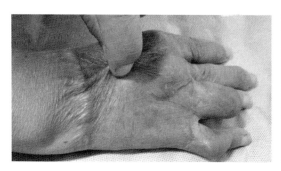
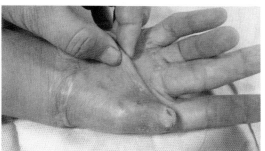

图 3-11-7　伤后 2 年右手背、手掌皮肤柔软、有弹性

【经验与体会】

患者右手脱套伤广泛而严重,急诊进行了损伤血管的吻合,恢复手指血运,由于血管吻合术后无法加压包扎,只能将脱套伤皮肤原位缝合覆盖创面。术后除拇指远节外,其余手指成活。手掌、手背皮肤大部分坏死,去除坏死皮肤后,通过负压封闭引流做创面准备,1 周后行人工真皮移植,术后 3 周再行自体皮移植,皮片成活良好,最终得到较满意的外观和功能。本病例的治疗难点在于合并血运障碍的手部损伤,治疗过程中创面修复时机的掌握,早期当血运障碍和创面修复不能兼顾时,优先考虑血运重建;后期以人工真皮移植改善基底血运,采用普通中厚皮片移植达到较好的手部功能和外观修复。

(冯亚高)

十二、修复踇甲瓣供区创面（不需移植自体皮片）

【病历简介】

患者男性，21 岁。因外伤致左示指末节发黑、疼痛、功能障碍 1 周入院。入院检查：左示指远侧指间关节以远组织肿胀、色黑，血运无。

【诊断】

左示指末节坏死。

【临床决策分析】

患者左示指末节坏死，行游离踇甲瓣再造左示指末节，供瓣区常规的修复方法是植皮或皮瓣，均需要再切取自体组织，造成新的创伤，同时也有植皮及皮瓣坏死风险，应用人工真皮覆盖踇甲瓣足部供区创面，通过术后的常规换药，可以达到不需植皮或不需皮瓣修复的目的。

【诊疗过程】

入院后即在全麻下行左踇甲瓣再造左示指末节，麻醉后消毒铺巾，常规切除踇甲瓣后供区创面止血，修剪合适大小人工真皮，室温生理盐水浸泡 1 分钟后盖创面，5-0 Prolene 线间断缝人工真皮及供区创缘，少许加压后无菌敷料包扎。术后第 1 天开始足部各关节主动及被动活动，待 7 天后踇甲瓣存活即可下床活动。平均每 5 天更换敷料，术后 1 个月可见肉芽组织生长，创面 2 个月后愈合。随访 2 年后见伤口愈合良好，仅留有线状瘢痕，形态饱满，胫侧部分甲板生长，无嵌甲。患者踇趾各关节完整，屈伸活动自如，行走步态正常，创面无不适感，两点辨别觉 5mm。视觉模拟评分法评分 2.3 分。温哥华瘢痕量表评分 4.1 分（图 3-12-1 ~ 图 3-12-6）。

【经验与体会】

采用人工真皮修复游离踇甲瓣后供区创面，方法简单，术中缩短手术时间，术后避免了植皮及皮瓣坏死风险，同时术后外观及功能都恢复较好，是指（趾）端软组织修复较好的方法。

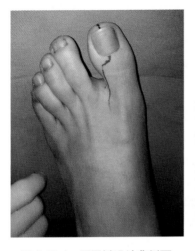
图 3-12-1　踇甲瓣设计背侧面

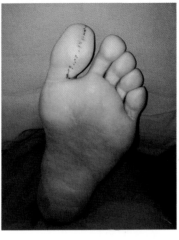
图 3-12-2　踇甲瓣设计跖侧面

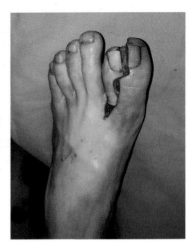
图 3-12-3　踇甲瓣切取术中

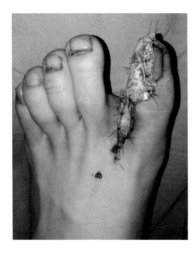
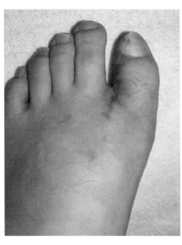
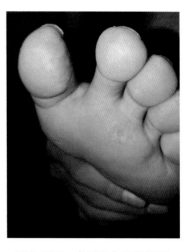

图 3-12-4　人工真皮覆盖供瓣区　　　图 3-12-5　术后 3 个月背侧面　　　图 3-12-6　术后 3 个月跖侧面
创面

（陈江海）

十三、修复儿童胸部瘢痕

【病例简介】

患儿男性,7 岁,因左胸壁烫伤后瘢痕增生、左上肢外展受限 1.5 年入院。1.5 年前左前胸、左上肢被开水烫伤,伤后形成瘢痕并致左上肢外展受限,瘙痒明显。

入院情况:左侧胸壁 15cm×10cm 瘢痕,充血突起、质硬,左乳头缺失,肚脐偏向左侧,左肩部瘢痕,左上肢外展达 90°,轻度受限(图 3-13-1)。

【诊断】

左胸壁瘢痕增生挛缩畸形,左上肢外展受限(轻度)。

【临床决策分析】

侧胸部瘢痕挛缩,并影响上肢外展,治疗原则为松解瘢痕,恢复关节功能。对于切除瘢痕后的创面,常用修复方法有:①应用组织扩张器扩展瘢痕周围皮肤,随后应用扩张皮瓣修复,特点是修复效果、外观好,但耗时较长,对幼儿不太适合;②应用中厚植皮的方法直接修复,特点为修复快捷、效果可靠,但供皮区会遗留较明显瘢痕;③应用人工真皮+刃厚皮片移植的方法修复,特点是效果接近自体中厚植皮而供皮区损伤最轻微。最终选择了第 3 种手术方法。

【诊疗过程】

患儿于全麻下行胸部瘢痕切除,切除瘢痕松解组织后创面扩大为 24cm×12cm,创面止血清洗后移植人工真皮,皮肤缝合器周围缝合固定(图 3-13-2)。至术后 3 周,可见人工真皮血管化良好,再次手术去除表层硅胶膜,移植自体刃厚皮片,缝合打包包扎(图 3-13-3、图 3-13-4),同时行左肩部瘢痕连续 Z 成形术。术后 1 个月皮片成活良好,外观、功能改善(图 3-13-5)。术后 4 年随访,外观功能均满意,随发育生长,皮片边缘可见瘢痕索条挛缩,后择期行瘢痕松解手术(图 3-13-6)。

【经验与体会】

患儿胸部瘢痕增生挛缩畸形除引起瘙痒等症状外,主要造成上肢外展受限等功能障碍。切除瘢痕松解挛缩后通过移植人工真皮+自体皮,达到了接近中厚皮片的修复效果,较好地改

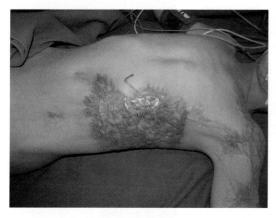

图 3-13-1 侧胸壁瘢痕挛缩,上肢外展受限

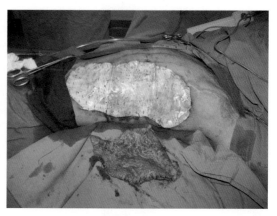

图 3-13-2 切除瘢痕松解挛缩后移植人工真皮

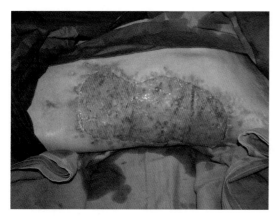

图 3-13-3 3 周后去除硅胶膜可见人工真皮血管化良好

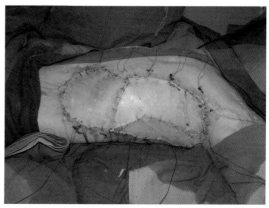

图 3-13-4 移植自体刃厚皮片

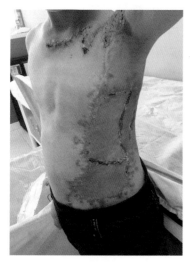

图 3-13-5 术后 1 个月功能和外观得到改善

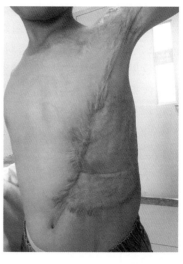

图 3-13-6 术后 4 年外观和功能满意,随生长植皮边缘出现部分挛缩,需行松解手术

善了功能和外观,同时避免了常规切取中厚皮片带来的供皮区损害及瘢痕形成。随着患儿的生长,植皮边缘瘢痕容易出现相对较紧和挛缩的现象,后期有可能需要进行松解及整形手术。

(陈　欣)

十四、修复下肢膝关节处大面积增生性瘢痕

【病例简介】

患儿男性,10岁,主因热水烫伤双下肢后瘢痕增生1年收入院。患儿1年前在学校被热水烫伤双下肢,就诊于当地医院,行清创手术、负压创面治疗、创面换药治疗,创面逐渐愈合,遗留瘢痕增生。后瘢痕皮肤反复出现破溃、渗液并影响屈伸功能。

入院情况:瘢痕位于双下肢。左下肢瘢痕位于左小腿前方,瘢痕颜色暗红、隆起、质韧。右下肢瘢痕面积较大,位于大腿近端至右踝上方肢体内侧,瘢痕颜色暗红,增生隆起、质韧。可见散在溃疡创面,少量渗出。右膝关节屈曲受限,可伸直(图3-14-1)。左下肢各关节活动正常。末梢感觉、血运良好。

【诊断】

烧伤后瘢痕增生畸形(双下肢)、瘢痕溃疡、右膝关节屈曲受限。

【临床决策分析】

对于儿童瘢痕治疗优先考虑功能的恢复,患儿双下肢瘢痕面积大,且右下肢瘢痕位于膝关节,影响关节活动,应优先治疗。对于关节部位的瘢痕,如果瘢痕面积小,首选全厚皮片或皮瓣修复,供区可以直接缝合,对外观影响小;如果瘢痕面积大,应选择中厚皮片移植,但不可避免的,供皮区将留下明显瘢痕。采用人工真皮移植,可以增加真皮组织厚度,再采取自体刃厚皮片植皮的方法,取得与中厚皮片移植接近的效果,减轻供皮区的损伤。

【诊疗过程】

入院后完善检查,于腰麻下行右下肢瘢痕切除、人工真皮移植术。术中自筋膜层完整切除右下肢增厚的瘢痕皮肤,小腿远端切口可部分拉拢缝合。余创面以人工真皮移植覆盖(图3-14-2)。术后观察移植人工真皮成活良好,无皮下积液、积脓(图3-14-2)。于移植后两周,再次在全麻下行右大腿取皮自体刃厚皮片移植术。术中去除表层硅胶膜,切取12‰英寸厚度自体皮肤,移植于人工真皮创面。术后12天拆除缝合线,植皮愈合良好,平整(图3-14-3)。嘱出院后进行抗瘢痕治疗和功能康复锻炼。术后半年复诊,植皮区色素沉着比较明显,外形功能满意,供皮区未见增生性瘢痕(图3-14-4)。

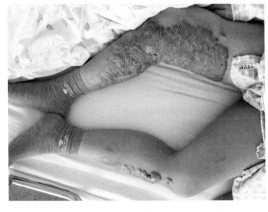

图3-14-1　右下肢增生性瘢痕,术前

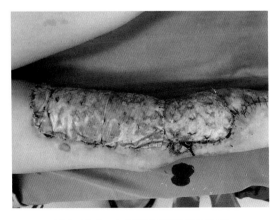

图3-14-2　人工真皮移植术后2周

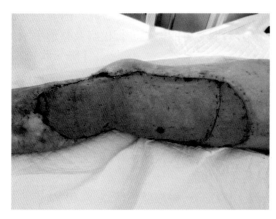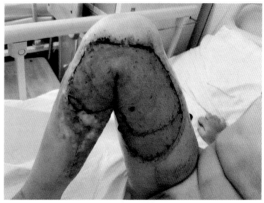

图 3-14-3　移植自体皮片成活良好,膝关节功能改善

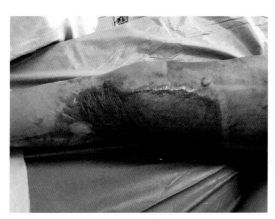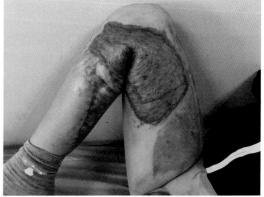

图 3-14-4　术后 4 个月复诊功能外观满意

【经验与体会】

　　应用中厚皮片移植修复大面积瘢痕及瘢痕带来的功能障碍是临床最常用的手术方法。皮片厚度与植皮后的效果成正比,皮片越厚效果越好,而供皮区的继发瘢痕也是术后常见并发症之一。应用人工真皮+自体刃厚皮片移植,可以达到接近中厚皮片的植皮效果,同时减少供皮区的取皮厚度,减轻供皮区的瘢痕。

(赵晓卓　陈欣)

┃ 参考文献

[1] RYSSEL H,GAZYAKAN E,GERMANN G,et al. The use of Matri Derm in early excision and simultaneous autologous skin grafting in burns-a pilot study[J]. Burns,2008,34(1):93-97.

[2] JOSEPH A,ANTHONY J. Acceleration of Integra Incorporation in Complex Tissue Defects with Subatmospheric Pressure[J]. Plast Reconstr Surg,2004,113(5):1339-1346.

[3] MUANGMAN H,ENGRAV M,HEIMBACH D,et al. Complex Wound Management Utilizing an Artificial Dermal Matrix[J]. Ann Plast Surg,2006,57(2):199-202.

[4] LEE F,PORCH V,WILLIAM S C,et al. Integra in Lower Extremity Reconstruction after Burn Injury[J]. Plast Reconstr Surg,2008,117(4):1256-1262.

[5] WILENSKY J S,ROSENTHAL A H,BRADFORD R,et al. The Use of a Bovine Collagen Construct for Recon-

struction of Full-Thickness Scalp Defects in the Elderly Patient With Cutaneous Malignancy[J]. Ann Plast Surg, 2005,54(3):297-301.

[6] SUZUKI S,MORIMOTO N,YAMAWAKI S. A case of giant naevus followed up for 22 years after treatment with artificial dermis[J]. J Plast Reconstr Aesthet Surg,2013,66(8):229-233.

[7] 潘冬经,姜巍.人工真皮在治疗特重度烧伤后期功能重建中的临床效果分析[J].医学美学美容,2019,28(23):21.

[8] 吕庆兵,肖贵喜,包亚明,等.人工真皮在特重度烧伤后期功能重建中的临床效果分析[J].中华烧伤杂志,2019,35(7):517-524.

[9] 田彭,周业平.人工真皮联合头部断层薄皮片修复小儿皮肤缺损[J].中华小儿外科杂志,2012,33(8):604-606.

第四章

人工真皮修复肌腱外露创面

肌腱为肌肉末端的结缔组织纤维索,肌腱组织强度高,但血运不良,肌腱的血供主要来自腱腹接合部、肌腱附着点和腱周组织,缺少腱周组织的肌腱,抗感染及修复能力减弱。当外伤、手术等原因导致肌腱裸露时,如不能及时应用有血运的组织覆盖,肌腱因干燥、感染导致不可逆损害的概率非常大。急性损伤时,清创是非常重要的手术步骤,异物、坏死撕脱的肌腱组织应清除,创面要充分冲洗;清洁的创面,有条件者应选择周围的皮瓣覆盖或筋膜、脂肪等组织瓣拉拢覆盖后植皮;若创面污染重、坏死组织多或间生态组织不能确定转归时,可以应用负压创面治疗装置、保湿抗菌敷料等临时性覆盖,明确坏死组织界限时尽早修复创面。

对于外露的肌腱组织人工真皮既可以作为临时性的覆盖材料,也可作为永久性的修复材料。急性损伤时如果创面暂时不适合封闭或没有找到合适的修复方法,可以应用人工真皮覆盖保护肌腱组织,也利于肌腱周围组织的血运改善,后期再根据创面的具体情况选择适合的修复方法。直接应用人工真皮修复裸露肌腱创面时,伤口床的处理应注意以下几个方面:①不论是清洁创面,还是污染甚至感染创面都不是移植人工真皮的禁忌证,关键是要做好创面处理,坏死、感染的肌腱必须去除,保留健康肌腱组织,建议应用5%聚维酮碘溶液湿敷控制感染。②如存在腱周组织应当尽可能保护,如果腱周组织缺失,应保证肌腱周围有血运丰富的正常组织,以作为人工真皮血管化种子细胞成分的来源。③肌腱不能呈游离游悬空状态,应与基底组织保持贴附,必要时可用可吸收线固定。④对于感染或污染重的创面,建议人工真皮移植时表面打孔并配合使用术后负压创面治疗装置。⑤术后有针对性地应用抗生素。

关于应用人工真皮修复肌腱外露创面的适应证,我们强调:修复创面不仅需要满足封闭愈合创面的目的,还应考虑创面愈合后的功能康复。肌腱是肌肉收缩传递动力的运动装置,因此要充分考虑人工真皮+自体皮移植后肌腱粘连对肌腱滑动的影响,对于需要通过肌腱滑动完成动力传导功能部位的肌腱外露,应当尽可能应皮瓣修复。对于后期需要进行功能重建手术(如神经、肌腱吻合)的肌腱外露创面,也应采用皮瓣的修复方法。

一、修复化学烧伤双足骨、肌腱外露创面

【病例简介】

患者男性,39岁,长途货运司机。运送碱性化学液体途中因交通事故致化学品外泄,双足、双小腿化学烧伤,伤后曾于当地医院行植皮手术,部分创面愈合,残留双足背、左跟腱部分肌腱外露创面,伤后2个月来我院就诊。

入院检查:双小腿远端、双足背散在溃疡创面,创面渗出少,无生机,残留坏死组织,双足背可见跖骨、伸趾肌腱部分;左跟腱外露面积4.0cm×3.5cm,肌腱表面干枯,渗出少,成蜡样坏死。

【诊断】

化学烧伤后残余创面;跟腱外露(左侧);跖骨、伸趾肌腱外露(双足背)。

【临床决策分析】

患者为化学烧伤导致的左侧跟腱外露,且范围较大,双足背散在伸指肌腱和骨质外露,直接植皮很难成活;如果行皮瓣修复,由于双小腿均为前期创面愈合后皮肤,局部选择皮瓣的条件并不是很好,需要考虑远隔部位的游离皮瓣修复,另外皮瓣修复后的外观往往比较臃肿。利用人工真皮先期移植,覆盖裸露肌腱和骨质,改善创面移植床,再通过植皮的方法修复创面,可以达到较好的修复效果。

【诊疗过程】

腰麻下一期行双足扩创术,术中切除足背部溃疡及瘢痕组织,剪除裸露干性坏死肌腱,可见小面积跖骨暴露;左跟腱扩创时扩大切除跟腱周围 1cm 瘢痕和软组织,表层近 1/2 坏死肌腱组织切除,至跟腱表面亮白色,创面仔细止血并用聚维酮碘溶液湿敷后,移植经生理盐水浸泡过的人工真皮,创缘固定,适度加压包扎。术后常规换药,根据药敏结果输注抗生素 5 天。3 周后行二期自体皮移植手术,术中去除硅胶膜可见人工真皮血管化良好,足背跖骨外露及跟腱表面被类真皮组织覆盖,移植自体薄断层皮片,厚度为 0.25mm,术后 10 天创面完全愈合。3 年后复诊,植皮愈合良好,瘢痕轻,无明显挛缩畸形(图 4-1-1~图 4-1-10)。

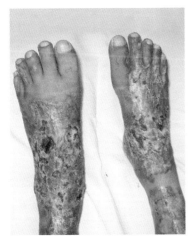

图 4-1-1　双足背部术前

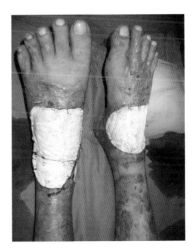

图 4-1-2　足背扩创后移植人工真皮

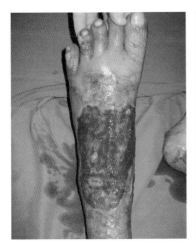

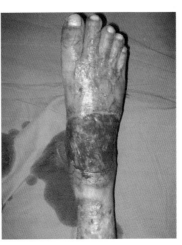

图 4-1-3　人工真皮移植后 3 周创面基底情况

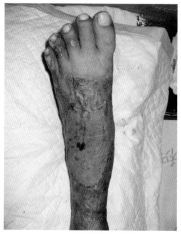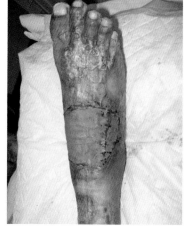

图 4-1-4　自体皮移植术后 10 天

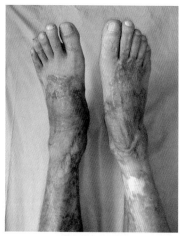

图 4-1-5　术后 3 年复诊

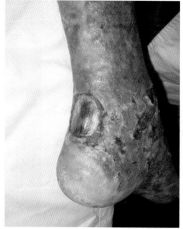

图 4-1-6　左跟腱部术前

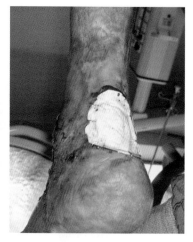

图 4-1-7　跟腱部扩创后移植人工真皮

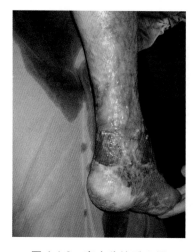

图 4-1-8　真皮移植后 3 周创面基底情况

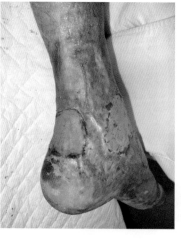

图 4-1-9　自体皮移植术后 10 天

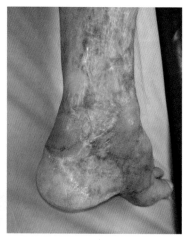

图 4-1-10　术后 3 年复诊

【经验与体会】

跟腱外露的修复是外伤后的常见问题。腱周组织、腱膜完整的，由于腱周组织血运丰富，可以直接植皮，愈合良好。腱周组织由于损伤或继发感染遭到破坏的，直接植皮难以成活，常用的方法有：①应用组织瓣移植修复。跟腱外露时常选择逆行腓肠神经皮瓣，需要根据局部皮肤条件选择。②应用负压创面治疗装置临时覆盖，待肉芽组织覆盖肌腱后再行植皮，往往时间较长，容易发生肌腱继发感染。本例患者选择了人工真皮移植，通过裸露跟腱周围的血运丰富组织基底，使人工真皮的胶原网状结构快速血管化，构建了血运丰富的基底，植皮容易成活。修复周期为3周，植皮成活良好，外观满意，无皮瓣修复后的臃肿现象，供皮区损伤小。远期复诊显示功能良好。

（陈　欣）

二、修复小腿皮肤剥脱伤胫骨、跟腱外露创面

【病例简介】

患者女性，27岁，因公交车碾压致左小腿皮肤剥脱伤，皮肤坏死1周入院。伤后在外院急诊行清创、剥脱皮肤原位缝合术，术后大部分回植皮肤坏死，于伤后1周来我院。

入院情况：左小腿自膝关节下方至踝关节，大片回植皮肤呈黑色干痂状，创面尚干燥，分泌物不多（图4-2-1），大腿外侧有约15cm缝合口，创面清洁。

【诊断】

左小腿皮肤剥脱伤伴皮肤坏死。

【临床决策分析】

本病例大面积皮肤剥脱伤后，皮肤未经反取皮处理原位缝合，导致大面积坏死。处理此类创面植皮是唯一的方法，对于合并肌腱或骨质外露的创面，应尽可能利用周围筋膜或软组织覆盖后再植皮。一期移植人工真皮可以改善移植床血运，增加类真皮组织厚度，二期植皮可以获得更好的外观和功能改善；在外露肌腱和骨质上移植人工真皮，可以改善肌腱和骨质表面的血运，减少周围组织因切取、拉拢造成的组织损伤，使植皮更易成活。

【诊疗过程】

入院后常规检查无特殊异常，观察1周，回植皮肤无改善迹象，于腰麻下行左小腿清创术，切除坏死皮肤，小腿后侧创面基底至深筋膜层，前侧部分胫骨前肌外露，胫骨前侧部分胫骨外露0.5cm×8cm，创面基底血运尚可，跟腱外露2cm×5cm，跟腱组织外观光泽、无明显污染。创面仔细止血清洗后移植人工真皮，创缘订皮机固定，适度加压包扎（图4-2-2）。术

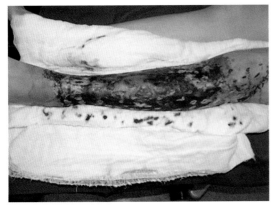

图4-2-1　伤后1周，原位缝合后的剥脱皮肤大部分坏死

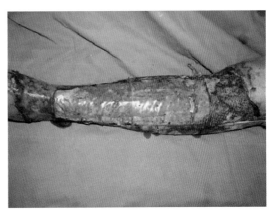

图4-2-2　伤后2周，清创去除坏死痂皮，移植人工真皮

后5天换药,创面清洁。人工真皮移植后2周,小腿大部分创面上人工真皮血管化良好,胫骨前骨外露得到良好覆盖(图4-2-3),清洗创面后,小腿以1∶3自体网状皮移植覆盖,厚度10‰英寸,大腿外侧为供皮区。因跟腱处仍有腱性组织外露,再次移植人工真皮,处理方法同上(图4-2-4)。再经过2周,外露跟腱得到完全覆盖(图4-2-5、图4-2-6),移植10‰英寸整张皮片,皮片成活良好(图4-2-7)。1年后复诊,跟腱处植皮接近全厚皮移植外观,无皮片挛缩和功能障碍(图4-2-8)。

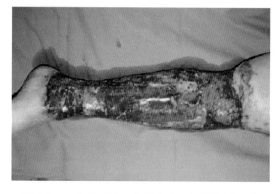

图4-2-3　人工真皮移植后2周,大部分创面类真皮组织形成良好,具备自体皮移植条件

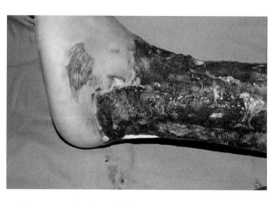

图4-2-4　部分跟腱外露,局部再次移植人工真皮

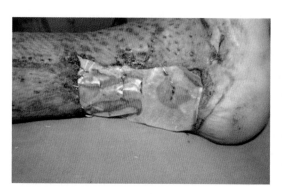

图4-2-5　自体皮移植区愈合,跟腱处人工真皮血管化良好

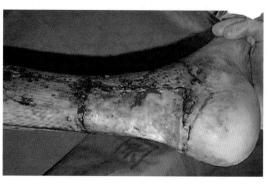

图4-2-6　外露跟腱被类真皮组织完全覆盖

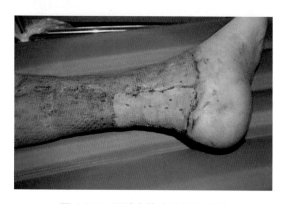

图4-2-7　跟腱自体皮移植后2周

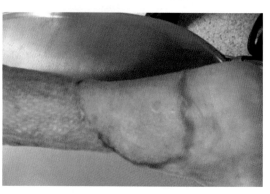

图4-2-8　1年后复诊情况

【经验与体会】

大面积剥脱伤多发生于交通事故中,出血多、可合并骨折、创面也容易污染,在急诊经补液、止血、抗休克处理,生命体征平稳后,手术是创面治疗的重要手段。术中对剥脱皮肤血运的判断和剥脱皮肤的处理非常重要,皮肤大面积剥脱造成基底血运中断,剥脱的组织遭捻搓、损伤重,即使有部分组织与机体相连,但血运常常不可靠,不经处理原位缝合后出现继发组织坏死的风险非常高。一旦大面积组织坏死,本可以通过反取皮植皮的皮肤组织将大面积去除,损失非常大。因此,对于大面积剥脱的皮肤应果断地行反取皮植皮术。在肌腱上行人工真皮移植,对肌腱的处理应注意三点:①彻底清除坏死、污染严重的腱性组织;②做好关节制动,避免肌腱在真皮下方滑动;③腱膜损伤、与基底分离悬起的肌腱,应适当与基底或周围组织固定。本例中第1次移植人工真皮后踝关节没有制动,导致跟腱滑动,跟腱中心部人工真皮血管化不良,第2次移植时注意了上述问题,顺利完成血管化过程,自体皮植皮愈合好,1年后的外观也比较满意。

(温春泉 陈欣)

三、修复足背伸趾肌腱外露创面

【病例简介】

患儿男性,9岁,因交通事故致左足背皮肤剥脱伤,肌腱外露,合并前足多发骨折,伤后2周入院。伤后曾急诊行清创术,骨折克氏针内固定术,术后足背创面应用负压创面治疗2周。

入院情况:术前去除负压创面治疗装置,可见左足背前足至踝关节上大片皮肤剥脱,伸趾肌腱外露,肌腱表面少量分泌物,肌腱呈亮白色,有光泽,腱周组织脱失,足背创面尚清洁,无明显感染迹象(图4-3-1)。X射线片示:左第一至三趾骨及第五跖骨基底骨折,行克氏针固定。

【诊断】

左足背皮肤软组织剥脱伤,伸趾肌腱外露;左第一至三趾骨及第五跖骨基底骨折。

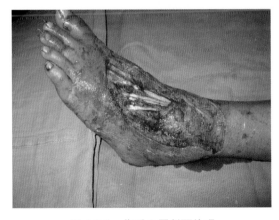

图4-3-1 伤后2周创面外观

【临床决策分析】

本例为足背皮肤剥脱肌腱外露的病例,急诊清创及骨折固定后,予以负压创面治疗装置覆盖,至创面修复手术时,肌腱保护良好,没有继发感染,非常适合应用人工真皮修复,移植人工真皮后血管化快,类真皮组织能有效覆盖裸露肌腱,达到植皮修复的目的。选择头皮作为供皮区,可以隐蔽取皮痕迹,满足外观需求。如果足背损伤更重,或有肌腱断裂、缺损需要一期或后期修复的,应用皮瓣修复也是很好的选择。

【诊疗过程】

入院后行扩创手术,术中去除负压创面治疗装置,创面情况同前述,创面止血、清洗,应用聚维酮碘溶液湿敷后,移植人工真皮,边缘订皮机订缝固定(图4-3-2),适度加压包扎。术后3天首次换药,见创面清洁,人工真皮下无积血、积液,每周换药2次;手术后2周可见人工真皮血管化良好(图4-3-3);术后18天去除表层硅胶膜,可见新生类真皮组织以完全覆盖裸露肌腱

（图 4-3-4），行自体皮（头皮）移植（图 4-3-5）。术后皮片成活良好（图 4-3-6），术后 3 个月复诊，外观功能满意（图 4-3-7）。

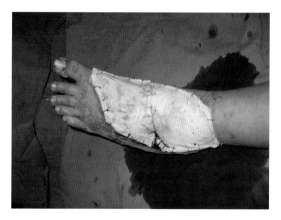

图 4-3-2　伤后 2 周扩创后移植人工真皮

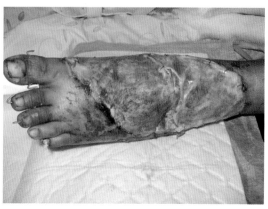

图 4-3-3　人工真皮移植后 2 周

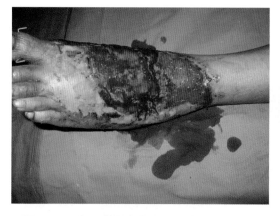

图 4-3-4　人工真皮移植后 18 天，去除硅胶膜可见伸趾肌腱被类真皮组织完全覆盖

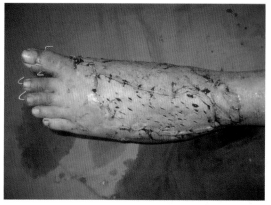

图 4-3-5　取刃厚头皮移植

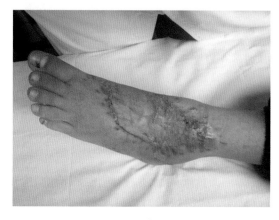

图 4-3-6　术后 1 周

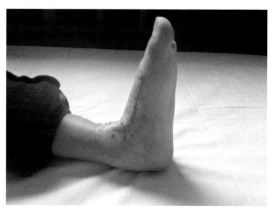

图 4-3-7　术后 3 个月复诊，外观和功能满意

【经验与体会】

本例为患儿创伤早期无明显感染的肌腱外露创面,在急诊处理创面时,如不具备一期修复创面的条件,应用负压创面治疗装置是很好的方法,可以有效地保护组织、引流渗出液,避免有活力组织外露,特别是肌腱和骨组织,发生感染、干燥出现继发坏死现象,为后期修复争取了时间和创造了更有利的条件。如果腱周组织完整,直接移植自体中厚皮片无论外观还是功能都比较好,但对于腱周组织损伤的肌腱外露创面,有效的手术方法有:带蒂局部皮瓣、游离皮瓣、筋膜瓣+植皮、负压创面治疗+后期植皮等,应用组织瓣修复的方法虽然有效,但供瓣区的损伤较大;负压创面治疗往往需要更换多次负压装置,有继发感染的风险;应用人工真皮可有效诱导类真皮组织生长,覆盖裸露肌腱组织,随后通过刃厚皮移植的方法修复,方法简单、损伤小。本例手术成功的重要因素有两点,第一是创面新鲜基底血运好,清洁无感染,这有赖于早期负压创面治疗技术的正确应用;第二是手术时机比较及时,如果继续拖延容易出现创面感染和裸露肌腱的干性坏死,影响最终手术效果。

（陈欣　杜伟力）

四、修复糖尿病腓肠肌肌腱外露创面

【病例简介】

患者男性,52 岁,主因左小腿丹毒术后不愈 1 周于 2015 年 11 月 25 日由门诊收住入院。患者于 2015 年 9 月 20 日起无明显诱因出现左侧腘窝软组织疼痛,轻度肿胀,在当地二级医院门诊以"风湿性关节炎"给予局部封闭及外敷药治疗(具体药物不详),每周 2 次,疼痛未缓解。2015 年 10 月 4 日疼痛加重就诊于另一家三级医院疼痛科,MRI 示肌间隙内及皮下积液为感染性病变,以"丹毒"收入院并给予抗感染治疗,2 天后左小腿后侧皮肤逐渐大面积坏死并有左下肢肿胀加重,遂转入该院骨科,先后 4 次清创+负压创面治疗,1 周前取左大腿内侧刃厚皮片行左小腿后侧创面自体皮移植术,术后 1 周因部分植皮成活不良、腓肠肌肌腱外露转诊入院。患者有 2 型糖尿病、高血压病史 8 年,否认心脏病、呼吸系统疾病史,1982 年行阑尾切除术,否认创伤、输血史,否认药物过敏史。

入院情况:左下肢中度肿胀,左足为甚,左大腿取皮区创面大小 18cm×10cm,左小腿胫后创面20cm×16cm,其中上方 16cm×15cm 为自体皮移植区,下方 10cm×8cm 腓肠肌肌腱外露,黄色分泌物渗出,周围皮肤轻度肿胀,左侧腘动脉波动可及,足背及胫后动脉波动未及、膝关节、踝关节活动无异常(图 4-4-1)。

【诊断】

左小腿皮肤溃疡并肌腱外露;2 型糖尿病;高血压 2 级。

【临床决策分析】

大面积跟腱外露创面常需切取腓肠神

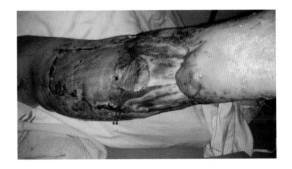

图 4-4-1　术前创面

经营养支皮瓣、外踝上穿支皮瓣、内踝上穿支皮瓣等小腿部皮瓣转移修复,能有效覆盖腓肠肌肌腱及跟腱外露创面,修复质量高,肌瓣、肌皮瓣又有较好的抗感染能力,手术一次完成,治疗周期短。但组织瓣修复手术创伤较大,供瓣区常伴感觉缺失及外观缺陷、受区外形臃肿等缺陷。该糖尿病患者虽经常规换药(包括使用功能性敷料)、多次负压创面治疗和植皮手术,创面长期不愈合,心理压力较大,抗拒再次类似手术;于创面较大、周围组织损伤范围广泛,组织瓣修复供区选择有一定技术难度。选择人工真皮覆盖肌腱外露创面,利用间断开窗技术改善基底血运,诱导创面基底和周围组织的微血管和细胞成分侵入,形成血运丰富的类真皮组织层,二期进行自体皮移植达到修复创面的效果。

【诊疗过程】

患者入院后给予抗感染、活血、抗凝、降糖、降压、改善循环治疗,同时左下肢制动,抬高消肿治疗。创面外用复方黄柏液涂剂、藻酸盐阴离子敷料控制感染。患者左小腿自体皮移植创面完全愈合并肿胀消退,血糖、血压控制较稳定后,于入院后 14 天,在连续硬膜外麻醉下行左小腿清创+负压创面治疗,随后又 2 次行负压创面治疗,创面新鲜,肉芽组织生长良好(图 4-4-2),于 2015 年 12 月 30 日行人工真皮移植术(图 4-4-3)。术中切除创面表层干燥坏死肌腱,保

留深层正常腓肠肌肌腱,利用间断开窗技术露出肉芽组织,创面仔细止血、清洗后,表面覆盖人工真皮,周围用皮肤缝线缝合固定,适当加压包扎。术后 5 天第 1 次换药,可见人工真皮贴附紧密,无积液和血肿,随后每周换药 3 次,至术后 3 周人工真皮大部分呈现橘红色,表明人工真皮血管化良好,去除表面硅胶膜后,可见肌腱外露创面大部分被类真皮组织覆盖(图 4-4-4),生理盐水冲洗创面后,移植自体刃厚皮片。

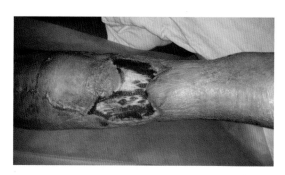

图 4-4-2　创面扩创后

术后 2 周,患者左腓肠肌肌腱外露创面完全修复,外观、质地较好(图 4-4-5)。期随访 1 年,未见皮肤破溃及窦道形成,无明显瘢痕形成及皮肤挛缩(图 4-4-6)。

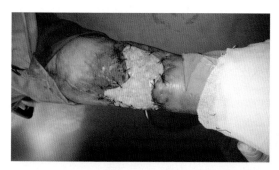

图 4-4-3　移植人工真皮后

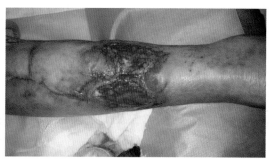

图 4-4-4　移植人工真皮后 3 周

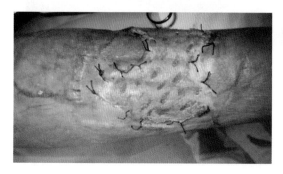

图 4-4-5　自体皮片移植术后

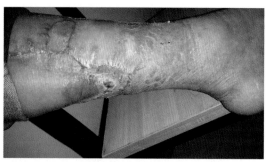

图 4-4-6　术后随访

【经验与体会】

大面积肌腱外露伴感染时,首先需彻底清创,去除感染坏死及变性组织,然后将大片无血供肌腱采用网状开窗方法化大为小,使其网眼中长出新生肉芽,再覆盖人工真皮,有利于创面基底和周围组织的微血管和细胞成分的诱导侵入,形成血运丰富的类真皮组织层,从而为创面上皮化打下坚实基础。本例人工真皮的应用既降低了手术难度,保证了疗效,又解除了患者的心理负担。

(邹利军　鲍琼林　李炳辉)

五、修复手背部肌腱外露创面

【病例简介】

患者男性,55 岁。右手机器挤压伤后 5 小时入院。右手背侧皮肤部分缺损,皮肤表面碾压严重,伸指肌腱及二、三、四掌骨外露,污染重。

【诊断】

右手挤压伤,二、三、四伸指肌腱及掌骨外露。

【临床决策分析】

手部挤压伤有伸趾肌腱和掌骨外露,且创面污染严重,一期封闭创面有一定风险。宜采用前期清创,负压创面治疗,创面清洁后再行修复创面。对于部分肌腱外露创面应用人工真皮修复,与皮瓣修复相比无臃肿感,供皮区损伤小,手术简单、成活率高。

【诊疗过程】

入院后急诊在臂丛麻醉下行清创,第二、三、四掌骨及二、三腕掌关节克氏针固定,缝合周围皮肤覆盖外露指骨和部分外露肌腱,并应用负压创面治疗装置覆盖创面及裸露的肌腱。术后 7 天拆除负压创面治疗装置行第 2 次手术,术中仍可见示指伸指肌腱外露(图 4-5-1),清创后移植人工真皮覆盖手背皮肤缺损及示指伸肌腱,创面凹陷及肌腱裸露处应用单层型人工皮衬垫覆盖(图 4-5-2、图 4-5-3)。术后 21 天去除硅胶膜,可见新鲜、饱满的类真皮组织形成,创面缩小约 1/2,随后予以定期创面换药(图 4-5-4、图 4-5-5)。术后 42 天,创面基本愈合,未移植自体皮片,愈合皮肤外观平整,无明显色素沉着(图 4-5-6)。

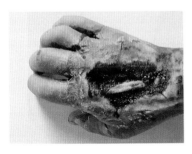 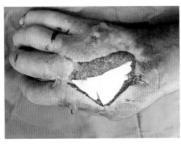 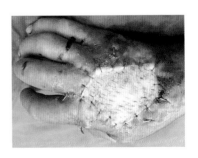

图 4-5-1　应用负压创面治疗后 7 天右手背部皮肤缺损及肌腱外露情况

图 4-5-2　术中应用单层型人工真皮覆盖肌腱填充创面凹陷处

图 4-5-3　用人工真皮覆盖右手背创面,表面用尖刀打小孔引流,周边皮肤缝合固定

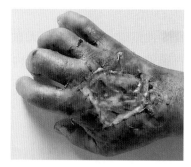

图 4-5-4 术后 21 天右手背人工真皮成活情况

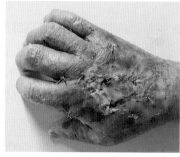

图 4-5-5 术后 30 天右手背创面愈合情况

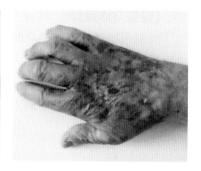

图 4-5-6 术后 42 天右手背皮肤愈合情况

【经验与体会】

这是一例应用人工真皮修复肌腱外露未行植皮愈合的病例。伤后早期手术时通过清创和缝合,尽可能覆盖外露指骨和肌腱,并用负压创面治疗装置,减少创面渗液并促进肉芽创面生长。术后 7 天创面清洁具备移植人工真皮的条件,在肌腱外露及凹陷处增加衬垫单层型人工真皮,再移植普通型(双层型)人工真皮,这样可增加类真皮组织厚度,有利于外露肌腱的覆盖。在这个病例中我们还看到了人工真皮诱导皮肤组织再生的现象,在术后 21 天除去表层硅胶膜时,创面已经缩小 1/2 以上,未行植皮手术。随后通过定期换药的方法促进愈合,至手术后 42 天创面完全愈合,且愈合后皮肤外观平整,瘢痕比较轻,无明显色素沉着。提示人工真皮具有诱导促进皮肤组织再生的能力,对于小面积的皮肤缺损可以通过移植人工真皮促进创面直接愈合而不需要植皮。

(冯亚高)

六、修复下肢瘢痕溃疡肌腱外露创面

【病例简介】

患者女性,59 岁,主因右小腿瘢痕 20 年,破溃不愈 6 个月于 2019 年 4 月 11 日由门诊收住入院。患者 20 年前因车祸外伤,导致右下肢开放性骨折,住院手术治疗后创面愈合,但右小腿遗留瘢痕畸形。入院 6 个月前右小腿瘢痕处发生破溃,经换药处理未能愈合,为求治疗至我院就诊。患者糖尿病史 2 年,口服药物控制血糖,自述血糖控制较好。否认高血压、心脏病、呼吸系统疾病史,有输血史,否认药物过敏史。

入院情况:患者一般情况可,右小腿下段后侧可见大片瘢痕组织,颜色发黑,质硬,瘢痕中部可见一处溃疡创面 2cm×5.5cm,创面基底与跟腱粘连,可见肉芽组织及坏死组织,并可见少量脓性分泌物,创面周缘不规则(图 4-6-1)。

【诊断】

右小腿瘢痕溃疡创面,2 型糖尿病。

【临床决策分析】

患者右小腿下段后侧大范围瘢痕组织,中间存在溃疡创面,由于瘢痕组织血运较差,丧失正常皮肤软组织弹性,发生破溃后经过反复换药治疗未能愈合。治疗应首先排除瘢痕组织癌变可能。先行创面病理组织学检查,二期根据创面性质再行创面修复。由于创面周围瘢痕组织广泛、局部血运较差,深部为跟腱组织,难以选择合适皮瓣进行修

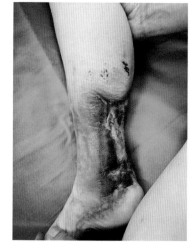

图 4-6-1 术前创面情况

复。在扩创后的创面上移植人工真皮,可以诱导来自创面基底组织的微血管成分长入,形成类真皮组织覆盖肌腱组织,改善创面基底血运后,再通过植皮修复创面,手术风险小、创伤小、代价低。

【诊疗过程】

患者入院后完善检查,先于腰麻下行"瘢痕切除、病理活检术",术中将右小腿后侧溃疡创面及周围瘢痕组织全部切除,行病理组织检查,可见跟腱组织外露10cm×2.5cm,腱膜缺失,部分跟骨外露(图4-6-2)。1周后病理结果回报为溃疡创面,未发现肿瘤成分,随行扩创后人工真皮植皮覆盖。人工真皮表面打孔后移植于创面,贴附基底不留间隙,周围用皮肤缝合器缝合固定,并应用负压创面治疗装置覆盖(图4-6-3)。术后1周时换药,可见人工真皮与创面基底贴附紧密,真皮下无积液和血肿,随后每周换药2次。至术后3周,行二期自体皮移植手术,术中见人工真皮大部分呈现橘红色,血管化良好,去除表面硅胶膜后,可见骨及跟腱外露创面被类真皮组织覆盖(图4-6-4),手术刀片适当搔刮创面,聚维酮碘、生理盐水冲洗创面后,移植自体刃厚皮片(图4-6-5)。植皮术后2周,患者右下肢创面完全修复,外观、质地较好(图4-6-6)。

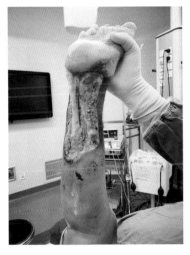

图4-6-2 手术扩创后创面情况

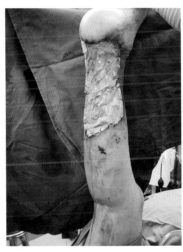

图4-6-3 创面移植人工真皮后

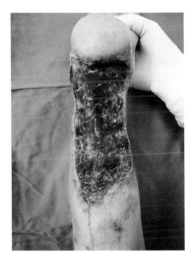

图4-6-4 术后2周创面被类真皮组织覆盖

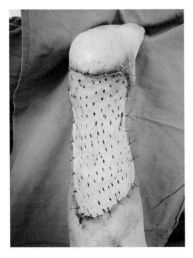

图4-6-5 自体刃厚皮片移植于创面

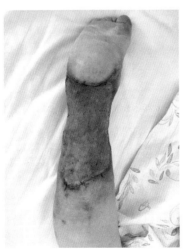

图4-6-6 创面愈合情况

【经验与体会】

应用人工真皮修复小腿大范围瘢痕切除后创面,由于创面巨大,跟腱及部分跟骨外露,难以使用局部皮瓣修复,直接植皮不易成活,如采用游离皮瓣修复,则供瓣区损失较大,术后皮瓣臃肿。使用人工真皮移植,可以利用规则的胶原支架,诱导微血管和细胞成分长入,形成类真皮组织覆盖肌腱外露创面,改善创面局部基底血运情况,提高植皮成活率,改善了植皮后的皮肤质量,同时降低了的手术难度和手术风险,避免了皮瓣移植术供瓣区的损失,是一种较好的手术修复方法。

(温春泉　陈欣)

七、修复电烧伤足背肌腱外露创面

【病例简介】

患者男性,38 岁,主因双足、左上肢及左肩部高压电烧伤 1 天由急诊收住入院。患者 1 天前工作中不慎被 10 000V 高压电烧伤,伤后在当地予以输液及创面包扎后转入我院。

入院情况:检查可见高压电烧伤入口为双足,出口在左肩部。右踝关节开放、肌腱、骨外露,右足淤紫发凉,足背动脉搏动消失、血运障碍,右足底感觉丧失;左踝部近环形创面,胫前肌腱外露,胫后动脉搏动存在、足部血运可,左前足内外侧各有深度创面一处,第一跖趾关节开放(图 4-7-1);左肩部、左上臂可见Ⅲ度焦痂创面。

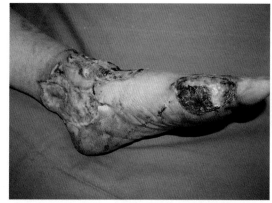

图 4-7-1　左足背高压电烧伤术前创面情况

【诊断】

双足、左肩部高压电烧伤7%,Ⅲ~Ⅳ度。

【临床决策分析】

患者双足为高压电烧伤的入口,左肩部为出口,均为Ⅲ~Ⅳ度烧伤,因右足踝部损伤重,血管神经束完全损伤,右足血运障碍、感觉丧失,小腿下端肌肉坏死严重,难免行截肢术。左足背、踝部环形创面,肌腱外露,同时前足内外侧各有深度创面一处,跖趾关节开放。可供参考的手术修复方式为:因创面较大局部小腿皮瓣修复困难,可应用分叶游离皮瓣修复创面,手术有一定难度和风险;利用人工真皮先行覆盖裸露肌腱、关节,然后行植皮术修复创面。后者手术简单,损伤小,但有可能造成肌腱粘连影响踝关节跖屈功能。我们选择了后一种方法。

【诊疗过程】

患者入院后完善检查,于伤后 5 天腰麻下行右小腿中段截肢术,左足扩创、人工真皮移植术,左足术中切除受损坏死组织后,胫前肌腱裸露约 8cm,呈弓弦状,与基底分离(图 4-7-2)。清洗后,应用可吸收缝线拉拢肌腱周围组织使肌腱与基底贴附,尽可能覆盖外露肌腱,然后在裸露肌腱上移植经打孔处理的人工真皮,前足第一跖趾关节外露处同时移植人工真皮,妥善包扎,术后踝关节石膏制动。术后 1 周可见人工真皮覆盖创面及裸露肌腱,肉芽组织逐渐爬行覆盖外露肌腱。2 周后可见人工真皮血管化良好,去除硅胶膜后可见类真皮组织丰满,大部分外露肌腱得到覆盖(图 4-7-3),术中剪除仍外露的部分肌腱,创面移植自体刃厚皮片,跖趾关节处同时植皮,适当加压有利于皮片成活。手术后 1 周观察植皮成活。术后 1 个月创面愈合良好,踝关节跖屈功能较好,跖趾关节外露部位亦修复良好(图 4-7-4、图 4-7-5)。

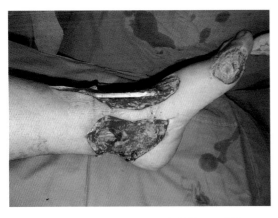

图 4-7-2 扩创后可见肌腱外露呈弓弦状

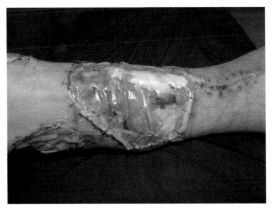

图 4-7-3 硅胶膜下创面情况

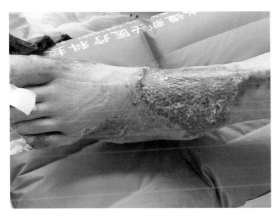

图 4-7-4 创面愈合良好

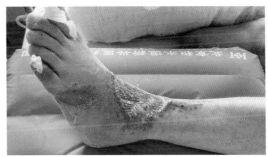

图 4-7-5 左足踝关节跖屈功能良好

【经验与体会】

足踝部长段肌腱外露原则上应采用皮瓣修复,有利于保护外露肌腱和肌腱的滑动,但对于皮瓣修复困难的病例,亦可以采用人工真皮+自体皮移植的方法修复。本方法手术简单、损伤小,有效地修复了肌腱外露创面,同时保留了肌腱部分滑动实现踝关节跖屈功能。手术成功的关键,除了完善的清创处理以外,裸露肌腱的处理更为重要,呈弓弦状的裸露肌腱应予以适当固定和覆盖,术后踝关节制动避免肌腱在皮片下滑动,术后适时换药避免皮片下感染也应重视。

(陈 欣)

参考文献

[1] 周业平,于东宁,张国安.人工真皮治疗创伤后卜肢软组织缺损的初步研究[J].中华损伤与修复杂志(电子版),2009,4(1):20-24.

[2] 王成,陈欣,胡晓骅,等.人工真皮和自体皮移植修复肌腱外露创面的研究[J].山东医药,2011,51(32):23-25.

[3] 田彭,周业平,张国安.人工真皮修复软组织缺损20例[J].中国组织工程研究与临床康复,2009,13(53):10573-10576.

[4] 王浩,陈欣.人工真皮修复急性创伤后足背皮肤软组织缺损14例[J].中国组织工程研究与临床康复,2011,15(42):7977-7980.

[5] YEONG E K,YU Y C,CHAN Z H,et al. Is artificial dermis an effective tool in the treatment of tendon-exposed wounds?[J].J Burn Care Res,2013,34(1):161-167.

第五章

人工真皮修复骨外露创面

骨外露创面是难愈性创面的主要类型,多继发于皮肤软组织严重创伤、开放性骨折、深度烧伤和电烧伤、深度压力性损伤、糖尿病足等,如创面发生在肌腱和关节周围,还可同时伴发肌腱、关节囊外露。骨外露创面的治疗具有挑战性,早期新鲜创面如不能及时覆盖修复,容易继发骨坏死、骨感染,造成进一步损伤。因此,提高骨外露创面的修复水平,是降低骨损伤后致畸率、致残率的重要手段。

骨外露创面按照治疗方法的选择可分为四类。第一类是骨膜完整的骨外露创面,这类创面由于骨膜组织血运丰富,对骨组织有较好的保护作用,创面修复难度不大,小面积的骨外露创面甚至换药保守治疗也能愈合;较大面积的骨外露创面,采用自体皮植皮方法可以愈合,如果结合应用人工真皮移植,可以使骨表面组织更丰满,自体皮移植后的外观和功能更好。第二类为骨膜缺损的骨外露创面,其中一部分同时合并骨质坏死,如电烧伤后的骨质碳化、化学烧伤后骨面坏死、严重创伤合并骨质破坏等;还有一部分为骨膜缺损后骨质暴露造成表层干性坏死,骨质本身损伤不严重。不论骨质损伤情况如何,缺少骨膜的骨外露创面愈合和修复都有一定困难。如果骨外露面积不大,利用周围正常皮肤、筋膜等软组织覆盖,可以达到快速修复的目的;如果骨外露面积大,周围没有可利用的组织,则需要远位带蒂皮瓣或游离皮瓣(组织瓣)移植修复。第三类为合并骨折的骨外露创面,即骨外露创面内同时存在骨折线、游离骨块,这类创面原则上应采用血运丰富组织覆盖的手术方法,有利于骨折的愈合。第四类为合并骨髓炎的骨外露创面,这类创面一般持续时间较长、合并深部感染,修复重点在于控制髓腔感染,多采用血运丰富的肌瓣、肌皮瓣修复;近年来采用抗生素骨水泥、抗生素人工骨填塞感染髓腔的手术方法治疗取得了较好的疗效,是骨感染治疗的新进展。

应用人工真皮修复骨外露创面主要针对上述第一、二类创面,特别是第二类,属于难愈性创面。创面共同特点为:较大面积骨质外露、骨膜缺损,裸露骨面血运不良,可以是无菌创面(如肿瘤切除后创面),也可以是污染或感染创面(如外伤后开放伤口或慢性伤口)。修复目标是通过在裸露的骨面上移植人工真皮,完成血管化过程,诱生血运丰富的类真皮组织,从而通过自体皮移植的方法覆盖创面。手术操作的重点在于移植床的处理,人工真皮完成血管化的关键点是感染控制和种子细胞的来源。清创术是控制创面感染的重要步骤,彻底清除感染组织、坏死组织,包括感染坏死的骨组织,允许保留血运不良的无生机但没有感染的骨组织,创面要经过充分的清洗,对于慢性感染创面,推荐应用5%聚维酮碘溶液和去除细菌生物膜的制剂进行术中湿敷,可有效降低术后感染发生率。种子细胞可来源于创面基底和创面周围的正常组织,骨面经过扩创凿骨后应有细微点状渗血,外露骨周围要保留1cm

以上宽度的血运良好的创面组织,在移植人工真皮后提供微血管和种子细胞的侵入。当裸露的无血运骨面直径超过 2cm 时,应在骨面中心部凿骨或钻孔至有渗血为度。由于骨面血运贫瘠,人工真皮血管化往往较慢,可以术中应用生长因子、血管活性因子或富血小板血浆等制剂促进血管化过程。

从手指局部的骨外露到全颅骨大面积的暴露,应用人工真皮诱导类真皮组织生长覆盖骨面,再通过自体皮移植的方法修复创面都有成功的临床案例。对于需要后期再进行功能重建或修复的部位,如腕部电烧伤骨外露创面,后期需要进行腕部神经、肌腱的修复,仍以皮瓣修复为宜。

一、修复大面积胫骨外露创面

【病例简介】

患者男性,21 岁,因右下肢原发性囊性淋巴管瘤应用无水乙醇注射治疗发生外漏,致右小腿广泛皮肤坏死、胫骨外露,伤后 6 周收入院。

入院情况:可见患者右小腿近 1 周约 30cm×15cm 大面积皮肤坏死,呈红色肉芽组织,前侧胫骨外露 3cm×18cm(图 5-1-1),创面分泌物较多。触诊小腿肌群僵硬、弹性差。在右踝部可触及足背动脉和胫后动脉搏动。右足踝关节以远呈可凹性淋巴水肿。

【诊断】

右小腿皮肤软组织缺损(肉芽创面)、胫骨外露;右下肢原发性囊性淋巴管瘤。

【临床决策分析】

修复骨组织外露的主要方法包括:①局部和远隔部位的皮瓣、肌皮瓣和筋膜瓣移植,该患者小腿因无水乙醇致伤,周围肌肉和筋膜无法形成组织瓣,而远隔部位的游离组织瓣移植损伤大、手术复杂;②胫骨钻孔促进肉芽组织生长,时间长、骨组织有破坏,也容易骨髓腔内的感染;③借助人工真皮的诱导作用,在外露骨表面形成血运丰富的类真皮组织,植皮修复较大面积的骨外露创面。该患者创面主要位于胫骨前侧,不牵涉关节、神经及肌腱的后期修复,因此植皮修复是可行的。

【诊疗过程】

入院后于蛛网膜下腔阻滞麻醉下行右小腿扩创术,去除表面坏死组织,胫骨外露骨面行扩创凿骨至骨面有细微渗血(图 5-1-2),创面清洗止血后,大部分肉芽创面移植刃厚皮片,胫骨外

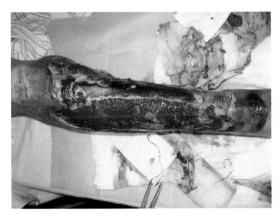
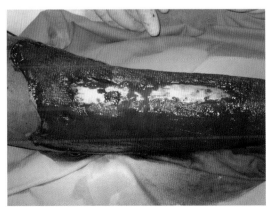

图 5-1-1　术前胫骨外露创面　　　　　　　　图 5-1-2　术中扩创凿骨后创面情况

露3cm×18cm,胫骨外露部分及外围约2cm创面(约8cm×18cm)移植人工真皮(图5-1-3),人工真皮沿边缘缝合固定、适度加压包扎。术后间隔3~4天常规换药。4周后行二期手术时,可见人工真皮周围自体刃厚皮片成活良好,除去人工真皮表层硅胶膜,可见人工真皮大部分已血管化,创面中心部位仍有2cm×5cm骨外露(图5-1-4),再次补植4cm×12cm大小人工真皮,其余部位移植刃厚皮片。经过2周左右,补植人工真皮血管化良好,外露骨面被类真皮组织完全覆盖,再次移植左大腿刃厚皮片,术后2周创面完全修复(图5-1-5)。术后1年随访,除植皮区有较明显的色素沉着外,植皮区柔软、有弹性,无明显瘢痕增生,未出现破溃创面,未见淋巴管瘤复发(图5-1-6),患者行走正常。

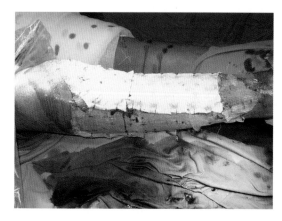

图5-1-3　移植人工真皮与刃厚皮片覆盖创面

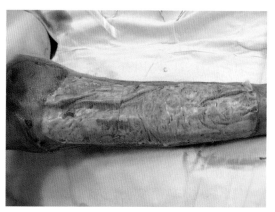

图5-1-4　手术后4周骨外露创面大部分被新生类真皮组织覆盖

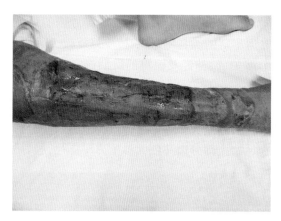

图5-1-5　移植自体刃厚皮片术后2周,皮片成活良好

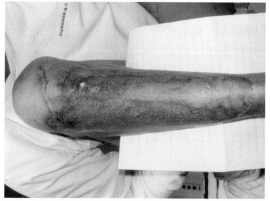

图5-1-6　术后1年随访,创面愈合良好、外观满意

【经验与体会】

　　各种组织瓣移植是目前修复骨外露创面的主要手段,优点如下:①能够有效覆盖骨外露创面,修复质量高,有利于后期深部组织的再修复。②肌瓣、肌皮瓣有较好的抗感染能力,并且一次手术完成,治疗周期短。但是组织瓣修复骨外露创面也有不足,手术风险和代价较大,供瓣区的切取常伴随肌肉功能丧失、感觉缺失与外观缺陷,移植区多数情况下也比较臃肿。下肢特别是小腿前侧由于软组织菲薄,损伤后容易出现骨外露创面,如果骨外露创面较大或周围组织损伤范围

广泛,在局部选择皮瓣有一定困难。远隔部位的皮瓣,如游离皮瓣等,常受到患者自身情况、技术条件及皮瓣受区条件的限制。直接在扩创后的骨面上植皮,皮片成活率低且易形成贴骨瘢痕,后期还可能出现溃疡等问题;骨面钻孔诱生肉芽后植皮,周期比较长,并有引起髓腔内感染的风险。在扩创后的骨外露创面上移植人工真皮,可以利用真皮的胶原支架,诱导来自创面基底和周围组织的微血管和细胞成分侵入,形成类真皮组织覆盖骨外露创面,即使存在部分无生机的外露骨组织,创面仍能在短期内有效覆盖。小腿前侧无重要的组织结构,多不需要进行二期组织修复或功能重建,因此应用人工真皮和自体皮移植覆盖骨外露创面是可行的。长期随访显示:皮片无挛缩,未见明显增生性瘢痕,供皮区由于取刃厚皮未遗留增生性瘢痕。人工真皮修复骨外露创面也存在不足,完成修复过程需要进行两次或以上手术,修复时间较长,也有感染风险。

（王成　陈欣）

二、修复狗咬伤胫骨外露创面

【病例简介】

患者男性,73 岁,主因右前臂、右小腿狗咬伤 3 小时余急诊入院。患者被自家狗咬伤右小腿、右前臂等处,伤后流血不止,伴疼痛难忍,意识清醒。患者既往体健,否认心脏病、呼吸系统疾病史,否认手术、创伤、输血史,否认药物过敏史。

入院情况:生命体征平稳,神志清,对答切题,无贫血貌,心肺腹未见明显异常。右前臂可见约 5cm×6cm 不规则咬伤伤口,局部皮肤缺损,污染重,无活动性出血,触痛明显;右小腿可见约 15cm×10cm 不规则咬伤伤口,局部皮肤及肌肉缺损,可见胫骨外露,污染重、有活动性出血、触痛明显、血运好(图 5-2-1)。

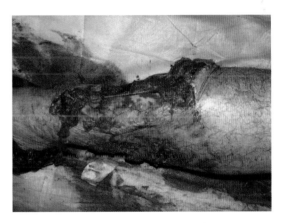

图 5-2-1　术前右小腿创面情况

【诊断】

全身多处狗咬伤,右前臂、右小腿皮肤肌肉缺损。

【临床决策分析】

小腿动物咬伤、组织缺失合并大面积骨外露创面可采用较大面积的组织瓣修复,如邻近的皮瓣、肌皮瓣或游离皮瓣,但因邻近皮肤组织受损严重,皮瓣供区选择困难,如使用腓肠肌肌皮瓣或比目鱼肌皮瓣修复,损伤巨大,且胫骨外露远端较难覆盖完全;应用远位交腿皮瓣修复,组织量需求巨大且体位摆放困难;游离皮瓣对血管等条件要求高,因患者为老年人,全身情况无法耐受高风险手术;移植人工真皮在外露骨面上诱导类真皮组织覆盖骨外露,随后移植自体刃厚皮片修复创面,该方法更适合老年患者。

【诊疗过程】

患者入院后完善检查,排除其他继发伤,肌注 TAT 及狂犬病疫苗,伤口局部注射狂犬病免疫球蛋白,过氧化氢、生理盐水反复冲洗后聚维酮碘纱布包扎,次日行手术清创,去除坏死皮肤软组织,负压创面治疗引流,7 天后可见坏死处境界清楚,炎症水肿消退,胫骨大部分外露(图 5-2-2)。手术中去除残余坏死组织,胫骨外露面积为 15cm×2.5cm,用骨刀轻轻凿除外露胫骨部分骨皮质至有渗血现象出现,仔细清洗止血后,骨面及外周2cm 范围移植人工真皮,其余血运较好的创面移植自体皮片,适当加压包扎。术后每天换药,及时引流真皮下积血、积液,后改为 2 天换药一次(图 5-2-3、图 5-2-4),至术后 3 周见人工真皮大部分呈现橘红色,去除表面硅胶膜可见人工真皮血管化良好,骨外露创面被类真皮组织覆盖(图 5-2-5),手术刀片适当搔刮创面,聚维酮碘、生理盐水冲洗创面后,移植自体刃厚皮片。术后 15 天植皮成活良好,创面得到修复(图 5-2-6)。

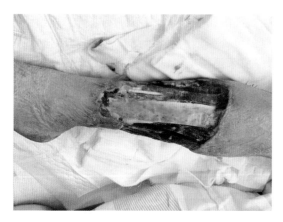

图 5-2-2　负压引流后创面情况

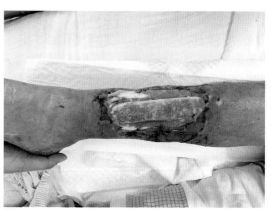

图 5-2-3　移植人工真皮后 6 天

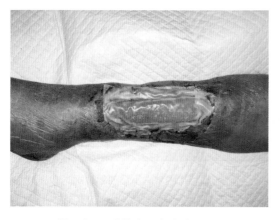

图 5-2-4　移植人工真皮后 13 天

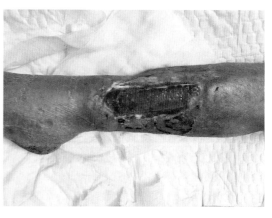

图 5-2-5　术后 3 周类真皮肉芽形成

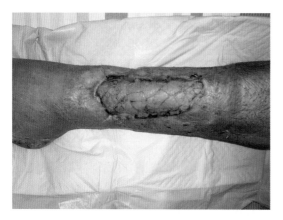

图 5-2-6　植皮术后自体皮片成活

【经验与体会】

该病例为老年下肢动物咬伤、组织缺失合并大面积骨外露,存在患者年龄大、组织缺损多、骨外露面积大、特殊原因(动物咬伤)损伤等特点,修复困难。急诊清创后应用负压创面治疗引流,可以有效控制炎症和肿胀,改善创面基底情况。传统植皮修复的方法需要骨面钻孔培植肉芽床,需要时间长,还容易导致骨组织感染。人工真皮诱导类真皮组织覆盖外露骨更有优势。术中应注意,移植人工真皮前对外露胫骨进行处理,除了清除坏死骨膜,骨皮质表面还需适当凿骨至有细微渗血。由于骨外露面积大,类真皮组织完全覆盖骨面需要 3 周以上的时间,需做好创面处理并耐心等待。该操作方法简单有效,能明显规避治疗风险,同时对患者创伤较小,对于老年大面积骨外露患者不失为一种良好的选择。

（杨　力）

三、修复高压电烧伤小腿骨外露创面

【病例简介】

患者男性,29 岁,主因高压电烧伤 2 小时急诊入院。患者于 2 小时前工作时不慎被 30 000V 高压电烧伤,致伤双腕、双下肢、左腋窝、右大腿,电击后患者昏迷约 10 分钟后自行苏醒。急诊给予补液抗休克、肌注破伤风抗毒素、导尿、心电监护等处理,并完善各项检查,行双腕焦痂切开减张术。患者既往体健,否认糖尿病、高血压、心脏病、呼吸系统疾病史,否认手术、创伤、输血史,否认药物过敏史。

入院情况:患者生命体征平稳,神志清,对答切题,电烧伤 15%TBSA,见于双手腕部、左腋窝、右大腿、右小腿前部及双足,均为Ⅲ～Ⅳ度创面,创面基底苍白,痛觉消失。其中右小腿前部创面 18cm×13cm 为焦痂创面,创面中心部胫骨外露约 12cm×3cm,表面骨皮质碳化坏死(图 5-3-1),双足肿胀,足趾色黑,感觉活动差。

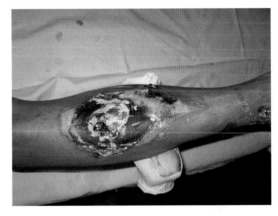

图 5-3-1　术前创面

【诊断】

电烧伤 15% TBSA（其中Ⅲ度 5% TBSA,Ⅳ度 10% TBSA）。

【临床决策分析】

患者因高压电烧伤导致胫骨外露伴较大面积骨坏死,修复具有一定难度。常用的手术方法有扩创后肌皮瓣、皮瓣修复,或肌瓣、筋膜瓣覆盖后再植皮,这两种方法均需要切取创面周围或远隔部位较大面积的组织,损伤较大。其次是直接在扩创后的骨面上植皮或骨质钻孔诱生肉芽后植皮,皮片常不易成活,即使勉强成活后易形成贴骨的瘢痕,从而出现破溃、溃疡等问题。我们选择在扩创后的骨外露创面上移植人工真皮+植皮的方法修复创面。

【诊疗过程】

患者入院后给予补液抗休克治疗,给予碳酸氢钠碱化尿液,同时给予抗感染、抑制胃酸、抗炎症反应、保护重要脏器功能等治疗。创面外用磺胺嘧啶银控制感染。患者全身情况稳定后,于伤后 2 天,在腰麻加连续硬膜外麻醉下行右小腿扩创、死骨凿除、人工真皮移植术。术中首先完整切除骨外露创面周围的坏死焦痂组织,至正常肌膜层,用骨凿凿除外露胫骨表面碳化坏死组织,至骨面有少量渗血,在胫骨外露周围至少保留 2cm 血运良好的健康组织(图 5-3-2)。创面仔细止血、清洗后,表面移植人工真皮,与创面基底贴附不留间隙,周围用皮肤缝合器缝合固定,适当加压包扎(图 5-3-3)。术后 5 天第 1 次换药,可见人工真皮与创面基底贴附紧密,人工真皮下无积液和血肿,随后每周换药 2 次。至术后 3 周,行二期自体皮片移植手术,术中见人工真皮大部分呈现橘红色,血管化良好(图 5-3-4),去除表面硅胶膜后,可见骨外露创面大部分被类真皮组织覆盖,创面中心部位约 2cm×3cm 大小区域类真皮组织未能完全覆盖骨质,扩

创后参照缺损面积再次补植人工真皮,其余部位用手术刀片适当搔刮创面,聚维酮碘、生理盐水冲洗创面后,移植自体刃厚皮片(图5-3-5)。术后处理方法同前,2周后人工真皮完成血管化,外露骨质完全被类真皮组织覆盖(图5-3-6),再次移植自体刃厚皮片。术后2周,患者右小腿骨外露创面完全修复,外观、质地较好(图5-3-7)。随访6个月,未见皮肤破溃及窦道形成,无明显瘢痕形成及皮肤挛缩(图5-3-8)。

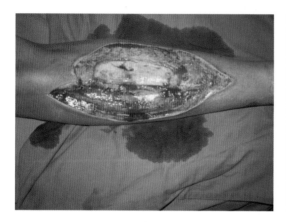

图5-3-2 创面扩创后

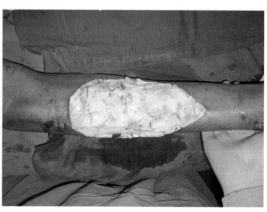

图5-3-3 移植人工真皮

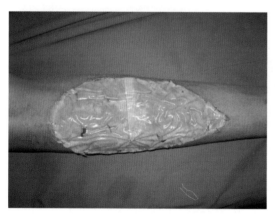

图5-3-4 移植人工真皮后3周

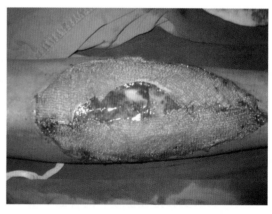

图5-3-5 移植自体刃厚皮片

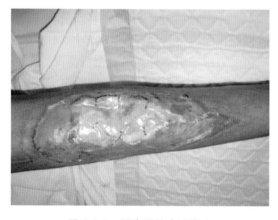

图5-3-6 再次移植人工真皮

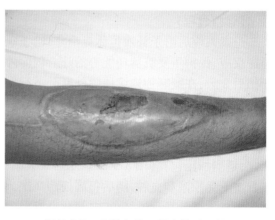

图5-3-7 移植自体刃厚皮片后2周

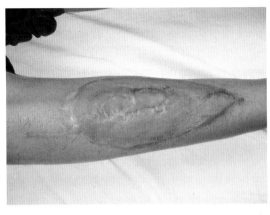

图 5-3-8　术后 6 个月随访

【经验与体会】

　　下肢特别是小腿前侧由于软组织菲薄,损伤后容易骨外露。本例患者为急性损伤,污染不重、没有明显感染,扩创时无需凿除所有无生机的骨质,避免凿骨过深导致髓腔开放,保留部分无生机骨组织,创面仍能在短期内有效覆盖。小腿前侧无重要的组织结构,多不需要进行二期的组织修复或功能重建,因此应用人工真皮和自体皮片移植覆盖骨外露创面是可行的。人工真皮的应用降低了手术难度,手术风险明显下降,避免了切取组织瓣对肢体造成新的损伤。术后随访,创面植皮无挛缩,未发现增生性瘢痕,且局部柔软有弹性。供皮区由于取刃厚皮片而不会遗留增生性瘢痕。

(陈　欣)

四、修复足背皮肤软组织缺损骨外露创面

【病例简介】

　　患者男性,47 岁,主因右足三轮车碾压伤后 5 小时急诊入院。急诊给予清创包扎、肌注破伤风抗毒素等处理,拍摄 X 射线片等各项检查后收入院。患者 21 年前因外伤行脾切除术,6 年前患肺结核,已治愈。否认其他疾病史,否认输血史,否认药物过敏史。

　　入院情况:患者生命体征平稳,右足足背可见大片皮肤软组织缺损,约 8cm×10cm,创面基底可见跖骨和肌腱外露,创面污染重,各足趾远端血运存在(图 5-4-1)。

　　X 射线片:右足第三、四、五跖骨中段骨折(图 5-4-2)。

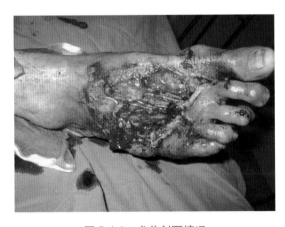

图 5-4-1　术前创面情况

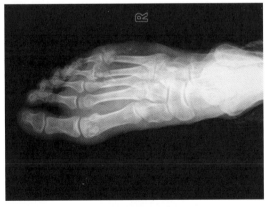

图 5-4-2　术前 X 射线片

【诊断】

　　右足皮肤缺损、跖骨及伸趾肌腱外露,跖骨骨折(右第三、四、五跖骨)。

【临床决策分析】

　　足背大面积骨外露、肌腱外露的修复,传统方法是保守换药,待肉芽组织生长后再植皮,此方法疗程长、外露肌腱组织常因感染而去除,且愈合后的创面易形成不稳定瘢痕、慢性溃疡等,

外露的骨折端也会由于血运不良骨折愈合延迟。局部或远隔部位的皮瓣移植是修复此类创面的主要手段，特别是对需要进行肌腱、关节修复的病例更为适合，但由于足背位于肢体的远端，皮瓣手术的风险和代价较大，皮瓣移植后多数情况下外观比较臃肿，供瓣区也会有外观的缺陷。在扩创后的骨外露创面上移植人工真皮，形成类真皮组织覆盖骨外露创面，即使存在部分无生机的外露骨组织，创面仍能在短期内有效覆盖，且供皮区损伤小；与皮瓣相比并无臃肿，外观较好，手术后挛缩程度轻，一般不会对行走功能造成太大影响，多数不需要再行手术治疗。

【诊疗过程】

患者入院后急诊在腰麻加连续硬膜外麻醉下行右足扩创，骨折克氏针内固定，人工真皮移植术。术中首先切除创缘无血运的皮肤，去除坏死肌腱和腱膜组织，清除异物。创面仔细止血、清洗后，以克氏针固定跖骨断端，可见 8cm×10cm 皮肤缺损，肌腱断端和骨折端外露（图5-4-3）。创面覆盖人工真皮，周围用皮肤缝合器缝合固定，适当加压包扎（图5-4-4）。术后 5 天第 1 次换药，可见人工真皮与创面基底贴附紧密，人工真皮下无积液和血肿，随后每周换药 2 次，至术后 18 天，行二期自体皮移植手术，术中见人工真皮大部分呈现橘红色，揭除表面硅胶膜后，可见骨外露创面被类真皮组织覆盖（图5-4-5），适当搔刮创面，聚维酮碘、生理盐水冲洗创面后，移植自体刃厚皮片。术后 2 周，患者右足创面完全修复，外观、质地较好（图5-4-6）。

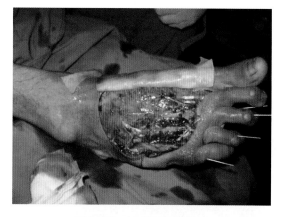

图 5-4-3　扩创后创面情况

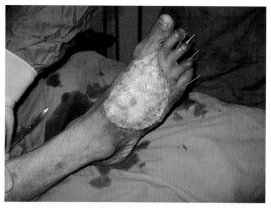

图 5-4-4　移植人工真皮后

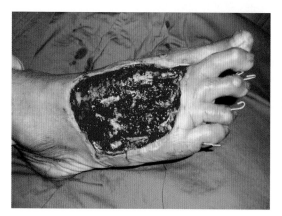

图 5-4-5　移植人工真皮后 18 天，揭除硅胶膜后创面情况

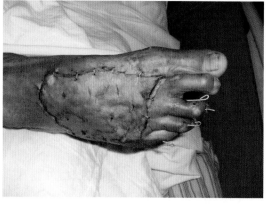

图 5-4-6　自体刃厚皮片移植术后 2 周，皮片成活良好

【经验与体会】

足背较大面积皮肤软组织缺损伴骨外露,应用人工真皮修复是比较好的方法,术中应注意:①手术扩创应彻底,清洗要充分,特别是污染较重的创面,骨折端、关节间隙中的异物要清理干净,这是保证人工真皮移植后不发生感染的重要因素。②坏死肌腱应当去除,连续性存在仅腱膜损伤的肌腱可以保留,必要时可以做肌腱的延长和吻合,肌腱组织应与创面基底贴附,必要时可用可吸收线与基底固定,以保证人工真皮的血管化。③渗出较多或污染严重的创面,人工真皮上可以适当打孔并配合负压创面治疗,以减少术后皮片下积血、积液导致感染的风险。

(王浩　陈欣)

五、修复头皮撕脱伤大面积颅骨外露创面

【病例简介】

患者女性,52 岁,纺织工人,因头发卷入机器致头颈部皮肤撕脱 6 小时收入院。入院时见患者头颈部皮肤软组织严重撕脱,前至双侧眉弓下缘,后达颈后,左右均达颈部中段,深部撕脱层次位于颅骨骨膜及颈阔肌以下,全部颅骨外露,双侧外耳离断,双侧颞浅动静脉、耳后动静脉、枕后动静脉等知名血管撕脱,组织毁损严重,创面污染,有活动性出血(图 5-5-1)。

【诊断】

头皮撕脱伤,颅骨外露。

【临床决策分析】

头皮撕脱伤造成的颅骨外露,如果撕脱的头皮组织基本完好,采取撕脱头皮即时吻合血管再植的效果最好,可较好地覆盖外露骨并恢复外观及功能。该患者撕脱组织毁损严重、受区血管损伤严重,无法使用该方法。对于无法进行头皮再植的大面积颅骨外露,修复方法主要包括:①利用颅骨钻孔培植肉芽后移植自体皮的传统方法。②局部或游离皮瓣移植的方法,如背部带蒂的斜方肌肌皮瓣移植、游离背阔肌肌皮瓣移植等。③应用大网膜游离移植后,在大网膜上植皮的方法。④颅骨钻孔、移植人工真皮的方法,借助真皮胶原支架结构,诱导来自颅骨钻孔和周围组织的微血管和细胞成分侵入,形成类真皮组织,随后通过移植自体断层薄皮片修复创面。上述方法中颅骨钻孔培植肉芽耗费时间久,颅骨外露时间长,易导致继发感染坏死,愈合质量不好,瘢痕化明显,易破溃。局部及游离皮瓣,或大网膜移植虽能提供较好质量的创面修复效果,但供瓣区的创伤较大,给外观和功能带来损害。

【诊疗过程】

患者入院后给予输液抗休克同时,急诊手术清创止血。由于撕脱组织毁损严重,无法再植,将可利用的皮肤组织反取皮制成薄中厚皮片,移植于符合植皮条件的颞区、面颈等部位,裸露颅骨以聚维酮碘纱布包扎保护,术后定期换药,移植皮片大部分成活。此时可见,前至眉弓,后至枕骨,双侧至颞肌几乎全部颅骨外露,骨膜缺失,颅骨干燥状无渗出,无明显感染。伤后 10 天,再次在全麻下行露骨扩创术,术中以直径 1cm 颅钻在颅骨外板上间隔钻孔(孔边缘间距约 1cm)至板障层,至可见新鲜出血为止(图 5-5-2、图 5-5-3),裸露颅骨周围组织肉芽搔刮至有新鲜出血,过氧化氢、聚维酮碘、生理盐水冲洗干净后,将预先以碱性成纤维细胞生长因子溶液浸泡的人工真皮(8.2cm×12cm)拼接移植于颅骨创面上,应用皮肤缝合器固定,人工真皮稍超出骨外露缘,共移植人工真皮 6 片,面积 590.4cm²,适度加压包扎。术后第 2 天换药时,可见创面人工真皮边缘和拼接处有较多渗出,人工真皮下存有积液,及时以尖刀开洞挤压引流干净,继续适度加压包扎,隔日换药,应用广谱抗生素治疗 5 天。术后 1 周后创面渗出减少,延长至间隔 3 天换药(图 5-5-4)。人工真皮移植术后 3 周可见人工真皮表层硅胶膜下类真皮组织呈橘红色,并与硅胶膜逐渐分离,掀开硅胶膜可见全部骨外露创面被平整新鲜类真皮组织覆盖(图 5-5-5),无明显感染现象。术后 3 周再次在全麻下取大腿薄断层皮片移植于头部创面上,加压包扎,术后 10 天,头部创面完全修

复(图 5-5-6),术后 15 天大腿供皮区愈合,遗留色素改变,无明显瘢痕形成。患者术后 2 年随访(图 5-5-7),头部植皮瘢痕不明显,耐磨,佩戴假发不影响生活,能正常劳动。

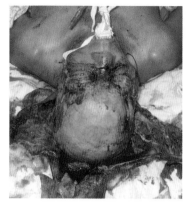

图 5-5-1　头皮撕脱伤,全颅骨外露,受伤当时创面情况

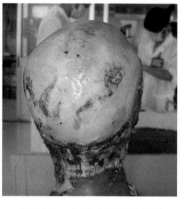

图 5-5-2　伤后 10 天颅骨外露情况

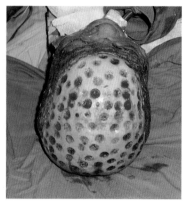

图 5-5-3　术中颅骨间隔钻孔至板障层,准备移植人工真皮

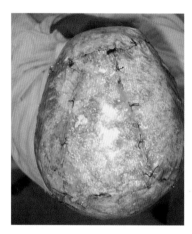

图 5-5-4　移植人工真皮后 1 周

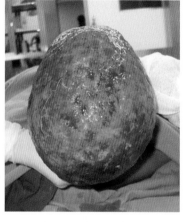

图 5-5-5　移植人工真皮后 3 周外露颅骨完全被血运丰富的类真皮组织覆盖

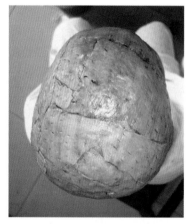

图 5-5-6　移植自体刃厚皮片后 10 天,皮片成活良好

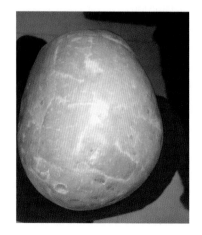

图 5-5-7　术后 2 年随访情况

【经验与体会】

本例患者为头皮撕脱全颅骨外露,且骨膜同时剥脱,无法采用游离植皮的方法覆盖。撕脱头皮毁损严重,且头皮周围可供吻接血管损伤严重,无法选择吻合血管的头皮回植、游离皮瓣或大网膜移植方式修复创面。我们选择在颅骨外板间隔钻孔,移植人工真皮的方法,较短时间内使全部骨外露创面被类真皮组织所覆盖,随后通过移植自体断层薄皮片修复创面,由于创面一直处封闭状态,较好地控制了感染,患者痛苦明显减少,创面愈合后瘢痕不明显,耐磨,同时供皮区仅遗留色素改变或浅表瘢痕,损伤轻微。手术关键点在于颅骨钻孔的密度和深度,根据既往的手术经验孔间距 1cm 左右可以有效地诱导人工真皮血管化,深

度以钻至近板障层有活跃渗血为宜。术后注意及时清理人工真皮下的积血、积液,避免感染。还有一点需要特别提醒,大面积骨外露创面上人工真皮的血管化明显较在血运丰富的软组织创面上慢,术后早期人工真皮下的深红色往往是渗血造成的,一般术后 2 周以后才可以看到橘红色的类真皮组织。因此,需要耐心观察,不要过早揭除硅胶膜,导致移植失败。自体皮植皮前创面处理也要仔细,类真皮组织不能用力刮除,只需清理表面的积存分泌物即可,移植前可以应用聚维酮碘溶液湿敷,有利于预防植皮创面感染。

(杨力 陈欣)

六、修复头皮撕脱伤颅骨外露创面

【病例简介】

患者女性,42 岁,主因头皮被机器绞伤撕脱、破溃出血 26 小时急诊收入院。患者长发,因工作中头发被机器卷入导致头皮撕脱,破溃出血,头皮搅碎,伤后就诊于当地医院,予以包扎、止血等处理,伤后 26 小时收入病房。

专科查体:头皮前自眉弓后至枕部、双侧至双耳郭根部完全撕脱损毁,左侧眉毛缺失,双侧颞肌及部分骨膜存在,自前额经头顶部至枕部纵行 25cm×12cm 颅骨骨膜撕脱、颅骨外露,创面有头发及杂物污染(图 5-6-1)。

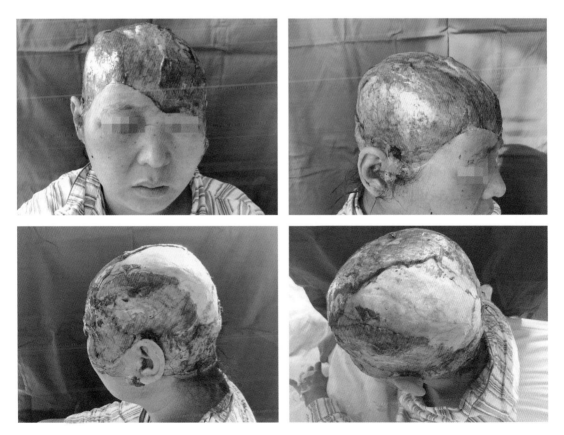

图 5-6-1 头皮撕脱伤术前各面观,颅骨外露面积约 25cm×12cm

【诊断】

全头皮撕脱伤,眉毛缺损(左侧),颅骨外露。

【临床决策分析】

头皮撕脱伤导致的大面积颅骨外露可分为两种情况,骨膜完整的创面和骨膜脱失的创面。骨膜完整的创面,由于骨膜血运丰富,可以通过植皮的方法愈合;骨膜脱失的创面直接植皮不能成活,对于面积较小的缺损可以通过局部头皮瓣、筋膜瓣+植皮或游离组织瓣的方法愈合。大面积骨膜脱失的颅骨外露往往需要颅骨钻孔诱生肉芽组织覆盖颅骨后再植皮,但耗时较长、容易出现骨感染、植皮愈合不良,愈合后容易形成贴骨瘢痕和慢性溃疡。颅骨钻孔后移植人工真皮,借助胶原支架结构的诱生作用,新生的类真皮组织能够比较快地覆盖外露颅骨,不容易发生骨感染,植皮成活率高,预后好。

【诊疗过程】

患者入院后完善常规检查,于5天后在全麻下行头部扩创,外露颅骨钻孔,人工真皮移植术。术中修剪头皮边缘,外露颅骨骨面间隔1cm左右应用颅钻(直径1cm)钻孔至板障层,共约28孔(图5-6-2),可见有新鲜渗血,生理盐水、过氧化氢及聚维酮碘清洗创面,创面移植人工真皮7片(8.2cm×12cm),适度加压包扎。术后定期换药,人工真皮下可见少量积血(图5-6-3)。术后2周未暴露颅骨部分移植的人工真皮血管化良好,全麻下行头部植皮、左大腿取皮术,仍外露颅骨处补钻孔3处(加深),再次移植人工真皮2片(8.2cm×12cm),包扎同前。术后每周换药2次,补植人工真皮3周后可见人工真皮血管化良好,裸露颅骨被类真皮组织完全覆盖,在全麻下行头部扩创植皮术(图5-6-4),左大腿取皮术。术后16天植皮全部成活、出院(图5-6-5)。出院后2个月随访,皮片成活良好(图5-6-6)。

【经验与体会】

头皮撕脱伤主要发生在长发女性,多为机器卷入头发导致头皮撕脱。如撕脱头皮完整、血管条件好,一期吻合血管回植是首选的手术方法。但对于不具备回植条件的病例修复具有一定难度。本例患者头皮毁损不具备回植条件,同时骨膜大面积撕脱,直接植皮不能成活。我们采用了颅骨钻孔后移植人工真皮,待外露颅骨被血运丰富的类真皮组织覆盖后再行植皮的方法,较好地修复了创面。手术中颅骨钻孔间距以1cm左右比较适合,且应采用直径较大的钻头(大于1cm),钻孔深度应达到板障层,钻头过细、间距过疏和深度不足均不利于人工真皮血

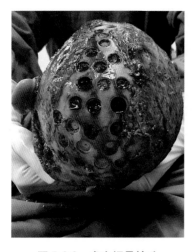
图5-6-2　术中颅骨钻孔

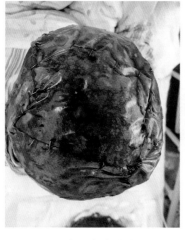
图5-6-3　人工真皮移植后3天

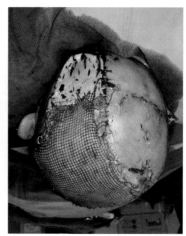
图5-6-4　自体皮移植

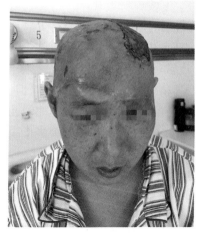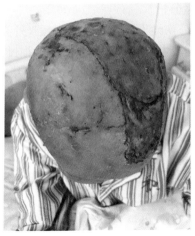

图 5-6-5　出院前外观

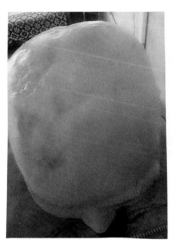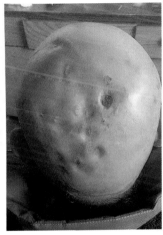

图 5-6-6　出院后 2 个月随访（头顶前部和后部）

管化完成。颅骨钻孔后移植人工真皮的血管化较慢，往往需要在移植 2 周后才可以观察到橘红色的类真皮组织，这期间应细心处理创面，避免感染，耐心等待，不要贸然揭除人工真皮的硅胶膜。人工真皮血管化完成后类真皮组织往往较薄，行自体皮移植时，不宜强力搔刮表面，只需清理表面积存渗出物、有细微渗血即可，避免损伤新生组织。如植皮基底渗出多，可在自体皮上打孔以利于引流。术后皮片固定要牢固，避免包扎时移动、错位。

（张琼　周光峰　陈欣）

七、修复车祸伤颅骨外露创面

【病例简介】

患儿女性，2 岁，因颅脑外伤、左额颞皮肤缺损由急诊收住入院。入院情况：生命体征基本正常，神志清，左侧额颞部见 7cm×6cm 三角形皮肤缺损，边缘不整齐，挫伤明显，有活动性出血，颅骨外露，有泥沙污染。

【诊断】

左额颞部皮肤软组织缺损，颅骨外露。

【临床决策分析】

修复幼儿外伤性大面积骨膜缺损颅骨外露创面,常用的手术方法有:①局部随意头皮瓣移植,对头皮损伤较大,造成继发瘢痕,如缺损过大,随意皮瓣也无法完全覆盖;②带蒂皮瓣移植,需要动员远位组织,手术相对复杂,损伤亦大,外观常较臃肿;③皮肤组织扩张术,对急性期创面无法起到立即修复作用,难以选用;④游离皮瓣移植,供区隐蔽、来源丰富,但操作复杂,手术风险高;⑤颅骨钻孔培植肉芽,然后植皮修复,该方法虽简单,但对发育中的幼儿颅骨易造成结构损伤,且肉芽生长较慢,植皮愈合质量差;⑥应用人工真皮移植,诱导类真皮组织覆盖外露颅骨后再行植皮,继发损伤最小。

【诊疗过程】

患者入院后完善检查,排除颅内出血等情况,行急诊手术清创,去除头部坏死皮肤软组织,放置一次性负压引流材料。7 天后再次清创(图 5-7-1),去除残余坏死组织,于创周切除 2cm 皮肤,增加人工真皮与有血运组织接触面,颅骨去除坏死骨膜,未钻孔(图 5-7-2),创面仔细止血,过氧化氢、聚维酮碘、生理盐水清洗后,表面覆盖人工真皮,与创面基底贴附不留间隙并适当加压包扎。术后每天换药,及时引流真皮下积血、积液,人工真皮下无积液和积血后,改为 2 天换药一次。至术后 4 周见人工真皮大部分呈现橘红色,血管化良好,揭除表面硅胶膜可见骨外露创面大部分被类真皮组织覆盖

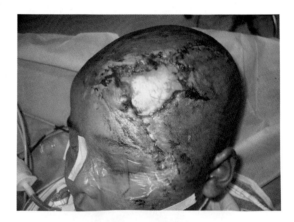

图 5-7-1　术前创面

(图 5-7-3),行二期自体头皮移植手术,手术刀片适当搔刮创面,聚维酮碘、生理盐水冲洗创面后,移植自体刃厚皮片。术后 15 天植皮成活良好,随访 8 个月,未见皮肤破溃及窦道形成,无明显瘢痕形成及皮肤挛缩(图 5-7-4、图 5-7-5)。

【经验与体会】

本例采用了扩创后移植人工真的方法,考虑到保护幼儿颅骨结构的需要,扩创后未在颅骨上钻孔,直接将人工真皮移植于外露颅骨上,同样诱导出类真皮组织,然后移植自体刃厚皮片

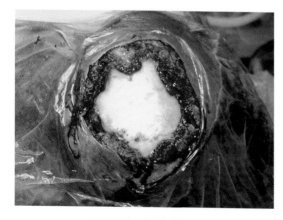

图 5-7-2　扩创后创面

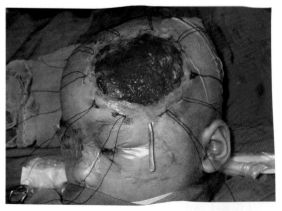

图 5-7-3　移植人工真皮后 4 周,类真皮组织形成

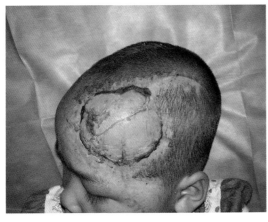
图 5-7-4　自体皮移植后 15 天

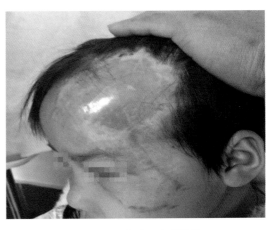
图 5-7-5　术后 8 个月随访

修复创面,操作简单,不造成多余供区瘢痕,在后期仍可利用头皮扩张皮瓣来修复瘢痕秃发。
提示:儿童组织修复能力强、生长快,虽有骨膜损伤,但骨质基本正常,保留骨外露周围一定面积的正常组织创面,骨面不行钻孔,人工真皮仍可以较迅速血管化,完成类真皮组织形成覆盖骨外露创面过程。

(杨　力)

八、修复创伤后小腿骨外露创面

【病例简介】

患者男性,50 岁,主因左下肢外伤后皮肤缺损 4 天急诊入院。患者 4 天前被轿车撞伤左小腿及大腿,伤后有一过性昏迷。伤后感大腿及小腿疼痛、活动受限,小腿皮肤脱套出血,小腿肌肉及胫骨外露,经就近医院简单包扎后来我院。急诊麻醉下行左下肢反取皮植皮,骨折闭合复位,外固定架固定术,为进一步修复创面收入院。

既往体健,有高血压 5 年、糖尿病史 3 年,经药物治疗,血压、血糖控制良好,否认精神疾患、脑血管疾病等慢性病史。否认其他外伤、手术史。

入院情况:患者体温 36.6℃,心率 100 次/min,呼吸 19 次/min,血压 136/80mmHg,神志清楚,对答切题,查体合作。患者左膝上 8cm 至踝上 10cm 皮肤环形撕脱,创缘不整,皮肤血运差,胫骨外露,小腿肌肉组织外露,无渗血。左膝关节活动因疼痛受限。左下肢肢端皮肤较对侧温度低,色泽正常,弹性可,毛细血管再充盈时间正常,足背动脉、胫后动脉搏动正常,肢体肌肉牵拉痛阴性,皮肤痛触觉正常,足趾主动活动正常,影像学检查提示股骨远端骨折、胫骨平台骨折(图 5-8-1、图 5-8-2)。

【诊断】

皮肤剥脱伤、反取皮植皮术后(左下肢)。
股骨远端骨折、胫骨平台骨折闭合复位、外固定架固定术后;腰椎骨折(L₃)。
2 型糖尿病,反复发作性低血糖。

【临床决策分析】

患者小腿皮肤大面积剥脱伤合并骨折,骨折的复位固定和创面的覆盖是创伤修复的主要任务,因脱套伤的小腿皮肤捻搓严重,反取皮植皮成活不良,形成胫骨前侧大面积裸露。由于

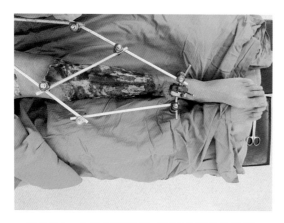

图 5-8-1 伤后创面情况,可见长段胫骨外露,表面干燥坏死

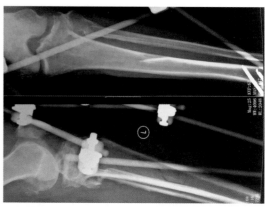

图 5-8-2 X 射线片显示胫骨中段至胫骨平台骨折

小腿软组织遭碾压,无法利用周围肌肉、筋膜组织覆盖骨折端和骨外露创面,拟采用了多次移植人工真皮的方法改善外露骨质表面的血供,诱生类真皮组织,最终达到符合自体皮移植的条件,从而修复创面。

【诊疗过程】

患者入院后予以抗感染治疗,监测血糖,应用胰岛素控制血糖。完善常规检查后,于伤后11 天在股神经、坐骨神经阻滞下行左下肢扩创、负压封闭引流。术中可见左小腿散在坏死皮肤,界限不清。切除坏死组织,刮匙反复搔刮创面至基底新鲜,术中可见胫骨中段前侧至胫骨结节处骨折端外露、髌韧带外露,胫骨外露长度 12cm,上端胫骨结节处宽 5cm,胫骨中段处宽2.5cm,骨外露处移植人工真皮,真皮及其余创面予以负压材料覆盖(图 5-8-3)。术后 2 周可见左下肢创面坏死组织大部分清除,肉芽组织生长旺盛,再次手术行外露死骨凿除,用骨刀及咬骨钳去除坏死骨质,至基底点状渗血为度,清洗后再次将人工真皮覆盖胫骨前及骨折端外露、髌韧带外露创面,其余肉芽创面行网状皮移植、皮肤缝合器固定,并予以负压材料覆盖,密封膜封闭(图 5-8-4)。胫骨结节处进一步扩创,再行人工真皮移植覆盖胫骨上段骨质外露创面。术后 2 周上述创面类真皮组织良好(图 5-8-5),行刃厚皮片植皮,皮片成活,术后创面愈合(图 5-8-6)。伤后 4 个月复诊,创面修复良好,满足进一步行骨科手术的皮肤条件(图 5-8-7)。

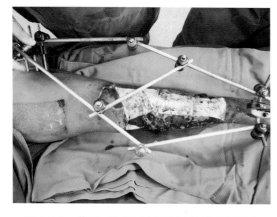

图 5-8-3 伤后 11 天,手术扩创凿骨后胫骨前移植人工真皮,其余创面应用负压材料覆盖

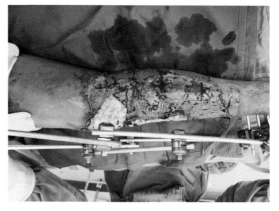

图 5-8-4 伤后 25 天,胫骨外露创面更换人工真皮,周围肉芽创面移植自体网状皮片

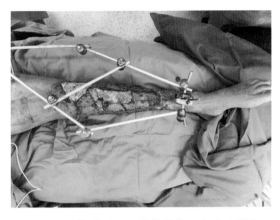

图 5-8-5　伤后 39 天,胫骨前人工真皮血管化良好

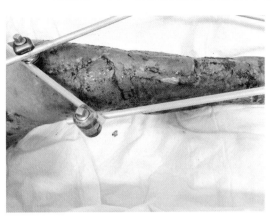

图 5-8-6　自体皮片移植后 1 周,皮片成活良好

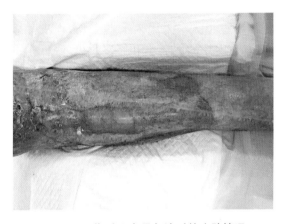

图 5-8-7　伤后 4 个月复诊时的皮肤情况

【经验与体会】

由于大面积剥脱伤合并骨折的创面是开放伤口,股骨远端骨折无法行切开复位内固定,留待伤口愈合后再行手术,急诊清创后胫骨平台及胫骨中段骨折行闭合复位、外架固定。采用了多次移植人工真皮的方法可以改善外露骨质表面的血供,最终通过植皮修复创面。骨折的愈合对周围组织也有较高的要求,特别是在骨膜缺损的情况下,骨折端暴露、周围组织血运差或存在感染,都会导致骨折愈合延迟,甚至骨髓炎的发生,原则上应采用血运丰富的组织覆盖。本病例我们采用了人工真皮+负压创面治疗,诱导类真皮组织生长覆盖骨折端,负压引流减少骨折端积液的存在,避免感染发生。从本病例的治疗过程也看到,人工真皮移植在基底血运较好的创基,2 周后即可形成致密均匀的类真皮组织层,而在骨质外露的创基这一过程常常超过 2 周,有时需再次移植人工真皮。

（周光峰　张琮　陈欣）

九、修复头部电击伤后大面积贴骨瘢痕溃疡创面

【病例简介】

患者女性,61 岁,主因高压电击伤头部瘢痕反复破溃 2 年于 2019 年 4 月 17 日入院。患者于 2017 年 4 月 14 日被高压电(10 000V)击伤全身多处,烧伤面积达 45%TBSA,深度Ⅲ～Ⅳ度。入院后经抗休克、创面处理等治疗,历时 5 个月左右创面基本愈合。出院后头部瘢痕瘙痒异常、反复破溃、流液、痛苦不堪。患者高血压 20 余年,乳腺癌术后 2 年。

入院情况:坐轮椅推入病房,左大腿中段以下截肢缺如,头、躯干、四肢见多处增生性瘢痕,颅顶瘢痕性秃发面积 14cm×17cm,其间多处散在破溃、渗液、脓痂(图 5-9-1)。

【诊断】

头部高压电击伤后瘢痕溃疡。

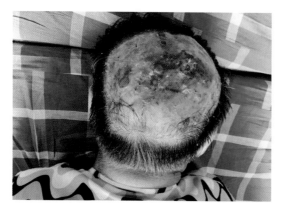

图 5-9-1　高压电烧伤后头部溃疡 2 年

【临床决策分析】

该患为高压电击伤,其中头部创面为Ⅳ度、面积近 2%TBSA,早期创面修复时采用了坏死颅骨外板钻孔、培养肉芽组织,待肉芽组织形成后切取点状刃厚皮片移植封闭创面。出院后颅顶植皮区反复破溃、流液。考虑因当时所植皮片过薄,不耐磨,加之瘢痕下保留的部分坏死骨融脱等原因,造成不稳定瘢痕水疱、破溃、渗液间断出现。大面积颅骨外露的修复方法主要有:①创面周围皮瓣转移,主要适合于相对较小的颅骨外露;②游离皮瓣移植,修复代价较大,患者难以接受;③扩创后直接中厚皮片移植,因创基外露骨血运不佳难以完全成活,而且供区损伤也很大。采用人工真皮+刃厚皮片移植的方法,通过移植人工真皮改善移植床血运,提高刃厚皮片的成活率和修复质量,降低手术风险和难度,减少供区的过度损害。

【诊疗过程】

入院必要检查完毕后,行分期手术。

一期手术:将颅顶部不稳定瘢痕全部切除,溃疡处颅骨外板凿除(图 5-9-2),创基充分止血、冲洗后移植人工真皮,边缘固定、适当加压包扎(图 5-9-3);术后 2~3 天换药一次,术后 2 周始见人工真皮部分呈橘红色改变,术后 3 周始见硅胶膜下出现少量分泌物,换药时将分泌物较多处的硅胶膜剪除、排除分泌物,加强换药次数(1次/d)(图 5-9-4)。

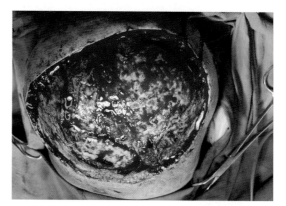

图 5-9-2　瘢痕溃疡切除、凿骨后创面情况

二期手术:一期术后 26 天,揭除硅胶膜,见创基全部转成橘红色,薄层类真皮组织覆盖

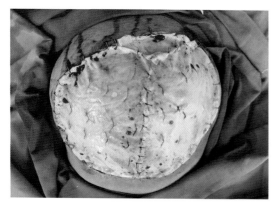

图 5-9-3　人工真皮移植后

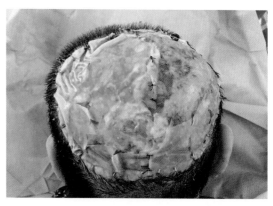

图 5-9-4　人工真皮移植后 23 天

外露颅骨(图5-9-5),行自体刃厚皮片移植(图5-9-6),术后3天查看植皮区情况,见除少量点状淤血外,所植皮片全部分成活(图5-9-7),术后3周复诊,皮片成活良好,未见溃疡复发(图5-9-8)。

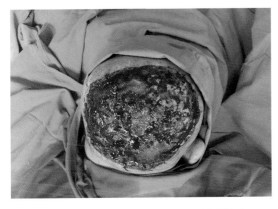

图5-9-5 人工真皮移植后26天创面情况

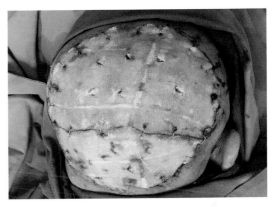

图5-9-6 自体皮片移植

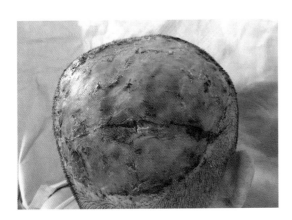

图5-9-7 自体皮片移植后3天

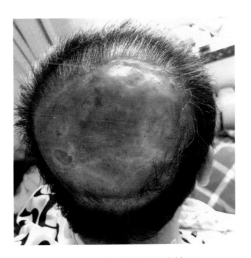

图5-9-8 术后3周复诊情况

【经验与体会】

颅顶大片不稳定瘢痕及溃疡的修复,以往的做法是皮瓣或皮片移植。对于患乳腺癌、高压电致伤、经历多次手术(植皮、截肢等)的患者,无论是游离还是轴形皮瓣移植都较难接受。若采用普通移植薄皮的手术方法,后期难免再出现破溃、流液。采用人工真皮+自体刃厚皮片移植修复的方法,既可以降低手术的风险,又可获得较好的外观和功能;虽然需两次手术,但每次手术简单、风险小、代价低,尤其对于年老体弱、多病缠身、内心脆弱的患者来说更佳。

(李卫卫 李丽)

十、修复头皮恶性肿瘤切除后颅骨外露创面

【病例简介】

患者女性,83 岁,主因头顶部溃疡反复发作半年余入院。患者 1 年前头顶部肿物缓慢增大,半年前出现破溃,反复发作,经久不愈。否认既往心脏病、呼吸系统疾病史,否认手术及输血史,否认药物过敏史。

入院专科查体:头顶部约 6cm×8cm 皮肤溃疡创面,中间突出皮肤表面糜烂,少量渗出,边界欠规则(图 5-10-1)。

【诊断】

头皮顶部溃疡伴局灶性鳞状细胞癌变。

【临床决策分析】

头皮恶性肿瘤多见于中老年人,常见病理类型为基底细胞癌及鳞状细胞癌,手术是最有效的治疗方法,但由于肿瘤根治需要切除足够范围的全层头皮及骨膜,术后出现伴骨膜缺损的颅骨外露,处理有一定难度。保护颅骨,需要提供耐磨、厚度适当的组织结构。手方法多种,各有利弊,如游离皮瓣、扩张器埋置、邻近皮瓣转移、颅骨表面直接植皮、颅骨钻孔培养肉芽后植皮等方法。我们采用植入式人工真皮修复头皮全层缺损伴颅骨外露,可降低手术难度和风险,缩短手术时间,尤其对于难以耐受复杂手术的老年患者更为适合。

【诊疗过程】

局麻下手术。距离肿瘤边缘 1～3cm 将肿瘤完整切除,包括头皮全层及骨膜,并凿除受侵犯颅骨组织,术中快速病理明确无肿瘤残留;聚维酮碘、过氧化氢、生理盐水反复冲洗创面后,测量颅骨暴露面积约 8cm×6cm 大小(图 5-10-2),用颅骨高速磨钻颅骨钻孔,间隔 1cm,直径约 0.8cm,钻孔至颅骨板障层,可见点状渗血(图 5-10-3)。将人工真皮修剪至创面大小,覆盖于颅骨缺损创面,丝线创缘间断缝合固定,加压包扎(图 5-10-4)。术后予抗感染、止血对症治疗。2 周后人工真皮表层硅胶膜与人工真皮组织自然分离,人工真皮血管化良好(图 5-10-5、图 5-10-6),取大腿内外侧取刀厚皮片游离移植于人工真皮表面,术后 2 周植皮完全成活(图 5-10-7)。

【经验与体会】

头皮恶性肿瘤较为常见的是基底细胞癌和鳞状细胞癌,早期发现、早期诊断,尽可能达到

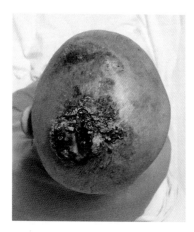

图 5-10-1　术前头皮肿瘤外观

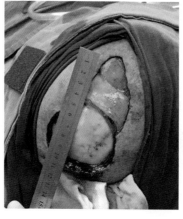

图 5-10-2　切除头皮肿瘤后创面

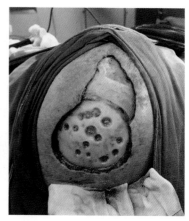

图 5-10-3　应用颅钻颅骨钻孔

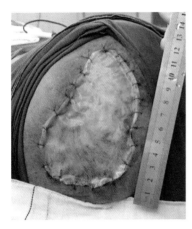

图 5-10-4 一期手术移植人工真皮

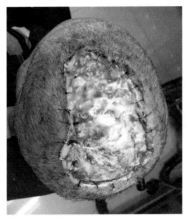

图 5-10-5 术后 2 周人工真皮成活情况

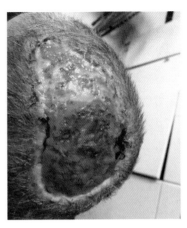

图 5-10-6 揭除硅胶膜后基底情况

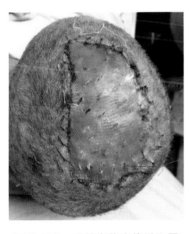

图 5-10-7 移植自体皮片后 2 周

彻底切除是提高疗效的关键。手术切除是治疗头皮恶性肿瘤的金标准。肿瘤切除后,组织缺损修复和重建方法的选择应遵循由简至繁的原则,灵活选用各种方法来修复创面。大面积颅骨外露修复一直是临床工作的难点,游离皮瓣能够处理较大缺损,组织覆盖区域也能提供良好的血供,但技术实施要求高,并可能伴发供区病损,外形臃肿。扩张器埋置在功能及外观上有优势,但治疗周期长。邻近皮瓣转移适用于小面积的缺损。颅骨表面直接植皮不易成活,术后易反复破溃不愈。使用人工真皮时,颅骨钻孔形成了出血创面,可提供营养,奠定了后期植皮的生理基础。本例表明,人工真皮能很好地修复颅骨外露创面,与肉芽组织表面自体皮片移植相比,能增加真皮的厚度,皮片成活后也不易挛缩、破溃。植皮修复的头皮缺损无皮肤附属器,无法长出毛发,如患者有要求,可在后期利用残存头皮扩张的方法,亦有报道人工真皮移植后,进行毛发再植成功。

(李 虎)

十一、修复下肢肿瘤切除后骨外露创面

【病例简介】

患者男性,48 岁,主因左小腿皮肤破溃不愈 5 个月入院。患者 5 个月前左小腿无明显诱因瘙痒,自行抓破后,局部形成创面,辗转当地多家诊所不愈,逐渐扩大形成溃疡创面,于当地医院行两次扩创植皮手术,第 1 次成活约 50%,第 2 次植皮全部失败,且第 1 次成活皮片脱落,创面再次扩大,为求治疗至我院就诊。患者既往体健,否认糖尿病、高血压、心脏病、呼吸系统疾病史,否认手术、创伤、输血史,否认药物过敏史。

入院情况:患者一般情况可,左小腿前侧可见多处不规则创面,最大处约 7cm×10cm,基底可见坏死组织,创面少量分泌物(图 5-11-1),左大腿取皮术后残余创面。

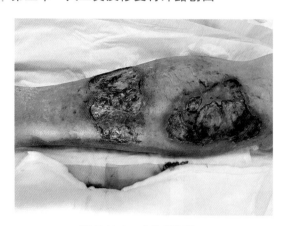

图 5-11-1　术前创面情况

【诊断】

左小腿溃疡创面,左大腿取皮术后残余创面,创面感染,左下肢肿瘤?

【临床决策分析】

患者创面位于左小腿前侧,经过外院反复植皮治疗,未能愈合,且植皮后皮肤再次破溃,应考虑存在特殊因素导致创面不能愈合。临床常见的原因包括特殊感染及肿瘤。经过创面细菌培养及病理组织学检查,未发现特殊感染。病理活检结果为血管肉瘤。经过完善全身检查及局部磁共振检查,并行肿瘤科会诊,决定给予肿瘤扩大切除术。切除肿瘤后的创面会有大面积的骨组织外露,应用局部或远隔部位的皮瓣修复是常用方法,优点是能够有效地覆盖肿瘤切除后骨外露创面,修复质量高。但是由于创面大,可供选择的局部皮瓣有限,不容易覆盖全部创面;远隔部位的皮瓣,如游离皮瓣等受到患者自身病情的限制,一旦患者肿瘤复发,损失较大。在扩创后的骨外露创面上移植人工真皮,可以诱导来自创面基底和周围组织的微血管和细胞成分长入,形成类真皮组织覆盖外露骨组织,再通过植皮修复创面。手术风险小、创伤小。

【诊疗过程】

患者入院完善检查后,先行病组织理检查,结果回报为血管肉瘤。术前完善全身检查,并行左小腿磁共振检查,未发现明确肿瘤转移证据。于腰麻下协同骨肿瘤科行左小腿肿瘤扩大切除术,术中将左小腿前侧及两侧皮肤软组织全部切除,自胫骨前侧骨膜下方将骨膜组织全部切除,并将左小腿前侧及两侧浅层肌肉组织切除,形成大面积骨外露创面(图 5-11-2)。将两侧部分肌瓣牵拉缝合覆盖胫骨前侧外露骨质并植自体皮,两侧裸露肌肉创面自体网状皮移植,胫骨上、下端各裸露 4cm×7cm 和 3cm×5cm 骨组织。于骨外露处移植单层型人工真皮加强骨质覆盖(图 5-11-3),双层型人工真皮表面打孔后移植于单层型人工真皮表面,周围用皮肤缝合器缝合固定(图 5-11-4),应用自制负压装置,适当引流及加压包扎。术后 5 天第 1 次换药,可见人工真皮与创面基底贴附紧密,真皮下无积液和血肿,随后每周换药 2 次。至术后 3 周,行二期自体皮移植手术,术中见人工真皮大部分呈现橘红色,血管化良好,去除表面硅胶膜后,可见骨外露创面被类真皮组织覆盖(图 5-11-5),手术刀片适当搔刮创面,聚维酮碘、生理盐水冲洗创面后,移植自体刃厚皮片。植皮术后 2 周,创面完全修复,外观、质地较好(图 5-11-6)。

【经验与体会】

小腿恶性肿瘤扩大切除后,由于创面巨大,骨质外露部分难以使用局部皮瓣修复,如使用游离皮瓣修复,一旦肿瘤复发,则患者损失较大。人工真皮移植,可以利用胶原支架,诱导微血管和细胞成分长入,形成类真皮组织覆盖骨外露创面,改善创面局部基底血运情况,为植皮创造条件。单层型人工真皮可加厚骨外露创面的覆盖层,增加植皮成活率,改善植皮后的皮肤质量。应用人工真皮移植修复肿瘤切除后的大面积骨外露创面,降低了手术难度和风险,避免了皮瓣移植术供瓣区的损失,是一种较好的手术修复方法。

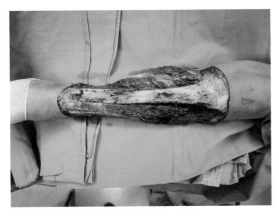

图 5-11-2　手术扩创后创面情况

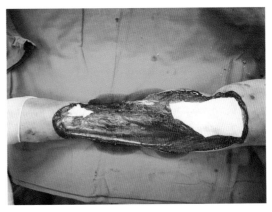

图 5-11-3　骨外露创面内层移植单层型人工真皮

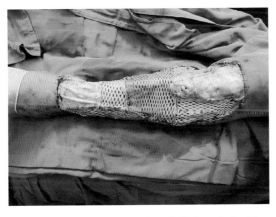

图 5-11-4　骨外露创面外层移植人工真皮,周边创面移植自体网状皮

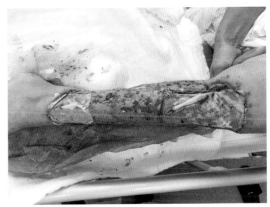

图 5-11-5　术后 3 周,骨外露创面被类真皮组织覆盖

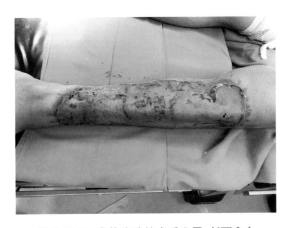

图 5-11-6　自体皮移植术后 2 周,创面愈合

（温春泉　陈欣）

参考文献

［1］ PARK S,HAN K T,KIM M,et al. Immediate Near-Total Scalp Reconstruction with Artificial Dermis on Exposed Calvarium［J］. Arch Craniofac Surg,2016,17(4):233-236.

［2］ VERBELEN J,HOEKSEMA H,PIRAYESH A,et al. Exposed tibial bone after burns:Flap reconstruction versus dermal substitute［J］. Burns,2016,42(2):31-37.

［3］ KOGA Y,KOMURO Y,YAMATO M,et al. Recovery course of full-thickness skin defects with exposed bone:an evaluation by a quantitative examination of new blood vessels［J］. J Surg Res,2007,137(1):30-37.

［4］ SAIJO H,HAYASHIDA K,MOROOKA S,et al. Combined treatment with artificial dermis and basic fibroblast growth factor for cranial bone-exposing wounds［J］. J Tissue Viabil,2015,24(4):173-179.

［5］ 杜伟力,周业平,田彭,等. 人工真皮修复骨外露创面 23 例效果评价［J］. 中国组织工程研究与临床康复,2011,15(3):495-498.

［6］ CHEN X,CHEN H,ZHANG G. Management of wounds with exposed bone structures using an artificial dermis and skin grafting technique［J］. J Plast Reconstr Aesthet Surg,2010,63(6):512-518.

［7］ 杨力,陈欣. 应用人工真皮与自体刃厚皮移植修复全颅骨外露一例［J］. 中华损伤与修复杂志(电子版),2014,9(4):85.

［8］ YEONG E K,CHEN S H,TANG Y B. The treatment of bone exposure in burns by using artificial dermis［J］. Ann Plast Surg,2012,6(6):607-610.

第六章

人工真皮修复关节腔开放创面

　　关节部位的深度损伤除了骨骼、关节韧带的损伤外,关节腔的开放伤也较为常见,骨骼、韧带及关节腔的有效覆盖是修复的难点,特别是污染重、合并感染的慢性创面,修复的目的除了覆盖创面外,还应尽可能保留关节的活动功能。对于组织缺损较多、关节活动度大的肢体关节,如肩、肘、髋、膝关节,灵活性要求较高的小关节,如腕关节、手部关节,以及需要后期再行修复手术的关节,应用皮瓣修复仍是最好的选择。但对于活动度要求不高的小关节,如前足部关节,以及关节毁损严重、后期无法重建功能的关节,也可应用简单的植皮方法修复,以减少供区的损伤。但这类创面因伴有骨、韧带外露和关节腔的开放,移植床条件差,直接植皮不易成活。利用人工真皮胶原支架的覆盖,诱导骨、韧带及周围组织的血管和细胞成分侵入,在骨、韧带表面形成适合植皮的血运丰富的基底,再通过植皮修复创面。然而,早期的临床实践失败率较高,往往因术后早期真皮下感染告终,考虑为关节腔内的积液和感染。关节腔内关节液的分泌、积存的异物和微量细菌,在移植人工真皮的封闭环境下引流不畅,导致感染。后期我们改进了手术方法,通过人工真皮表面打孔并配合负压创面治疗较好地解决了积液和感染问题,修复成功率大幅度提高,丰富了关节腔开放创面的修复方法。

　　手术操作要点如下:

　　1. 关节腔是一个封闭空间,积存物不容易清除干净,是术后感染的主要原因,因此术中的彻底清创格外重要,坏死、污染的骨、韧带和关节囊组织务必去除,除了充分的冲洗外,应用含碘溶液湿敷灌洗是有效的方法。

　　2. 除关节腔以外创面不应留有腔隙,尽可能采用组织拉拢、转移的方法闭合,较大腔隙也可以采用单层型人工真皮充填的方法封闭。

　　3. 人工真皮表面打孔并配合负压吸引是手术成功的关键,可以有效引流关节腔内的积存物,减少术后感染发生。负压吸引装置既可以应用套装成品,也可以用疏松纱布和手术护皮膜自制替代,效果可靠。由于人工真皮表层硅胶膜的存在,自制负压装置不会粘连伤口,从而降低治疗成本。

　　4. 术后应密切频繁观察伤口及覆盖敷料的变化,如有感染迹象应及时处理。

一、修复足踝部骨外露合并关节腔开放创面

【病例简介】

　　患者男性,40 岁,主因右足车祸伤后皮肤缺损、全身多处皮肤擦伤后 15 小时由急诊收住入院。患者驾驶摩托车时发生车祸,被汽车拖拽十余米,致全身多处皮肤擦伤,左足皮肤缺损,伤后在当地医院清创包扎后转来我院。急诊头面部创面清创缝合,肌注破伤风抗毒素,行颅

CT 等各项检查后收入院。患者既往体健，否认糖尿病、高血压、心脏病、呼吸系统疾病史，否认手术、创伤、输血、药物过敏史。

入院情况：患者一般情况可，左小腿下段至左足足背远端可见 25cm×8cm 皮肤缺损，胫骨下段、距骨和跖骨外露，骨皮质脱失、关节腔开放，创面污染重，有较多异物残留。左足各足趾远端血运正常（图 6-1-1）。

【诊断】

左下肢左足背皮肤软组织缺损，左踝关节腔开放，骨外露。

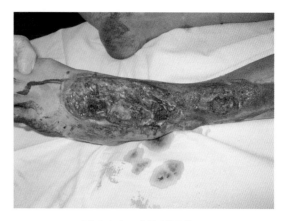

图 6-1-1　术前创面情况

【临床决策分析】

患者创面位于小腿下段和足背，伴骨外露和关节腔开放，修复具有一定难度。传统方法可先行换药，待肉芽组织生长后再植皮，疗程长、易感染，愈合后的创面瘢痕重，易形成慢性溃疡。应用局部或远隔部位的皮瓣修复是常用方法，优点是能够有效地覆盖骨外露创面，修复质量高，有利于深部组织的再次修复。但是由于创面大，可供选择的局部皮瓣有限，不容易覆盖全部创面；远隔部位的皮瓣，如游离皮瓣等受到患者状况、技术条件及皮瓣受区条件的限制。本例采取在扩创后的骨外露创面上移植人工真皮+植皮修复创面。

【诊疗过程】

患者入院后即在腰麻下行右足扩创，骨折克氏针内固定，人工真皮移植术。术中首先切除严重挫伤的坏死皮肤和皮下组织，清除异物。创面仔细止血、清洗后，可见 30cm×8cm 皮肤缺损创面，胫骨下端、距骨和跗骨部分外露，达 11cm×8cm（图 6-1-2）。以斯氏针经根部足底穿入固定踝关节。人工真皮表面打孔后移植于创面，贴附基底不留间隙，周围用皮肤缝合器缝合固定，应用自制负压装置，适当引流及加压包扎（图 6-1-3）。术后 5 天第 1 次换药，可见人工真皮与创面基底贴附紧密，真皮下无积液和血肿（图 6-1-4）。至术后 19 天，行二期自体皮移植手术，术中见人工真皮大部分呈现橘红色，血管化良好，去除表面硅胶膜后，可见骨外露创面被类真皮组织覆盖（图 6-1-5），手术刀片适当搔刮创面，聚维酮碘、生理盐水冲洗创面后，移植自体刃厚皮片。术后 2 周，患者左下肢创面完全修复，外观、质地较好（图 6-1-6）。

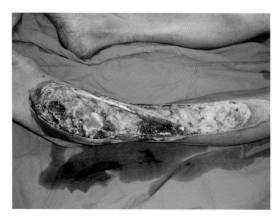

图 6-1-2　手术扩创后创面情况

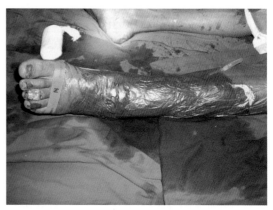

图 6-1-3　移植人工真皮后，应用自制负压装置包扎

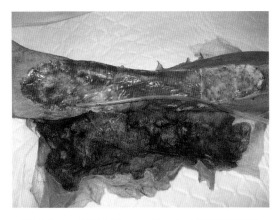

图 6-1-4 术后 5 天,人工真皮与创面基底贴附紧密,无积液和血肿

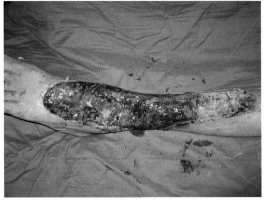

图 6-1-5 术后 19 天,骨外露创面被类真皮组织覆盖

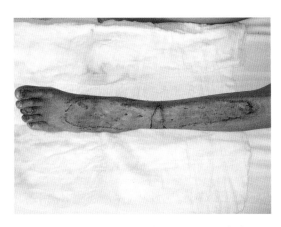

图 6-1-6 自体皮移植术后 2 周,创面愈合

【经验与体会】

应用人工真皮修复骨外露合并小关节腔开放创面,只要扩创后的骨外露创面周围有血运较好的组织作为修复种子细胞来源,就可以利用真皮的胶原支架,诱导来自创面基底和周围组织的微血管和细胞成分侵入,形成类真皮组织覆盖骨外露创面,即使存在部分无生机的外露骨组织,创面仍能在短期内有效覆盖。手术成功的关键点有两条:①有效清创,特别是外露骨面和关节腔内的污染物,应仔细刮除和彻底冲洗;②术后应用负压创面治疗,可以有效引流关节液,避免术后感染。人工真皮的应用降低了医生的手术难度,患者承受的手术风险明显下降,与皮瓣相比外观不臃肿,手术后皮片的挛缩程度轻,对于不需要后期再行功能重建的关节腔开放创面,是非常好的手术修复方法。

(王浩 陈欣)

二、修复足背骨外露合并关节腔开放创面

【病例简介】

患者男性,57 岁,因左足被重物砸伤疼痛出血伴活动受限 2 小时入院。

入院检查及前期治疗情况:患者足背皮肤软组织缺损 10cm×4cm,有大量泥沙等异物,足背骨质、跗跖关节腔开放、伸趾肌腱外露。X 射线片示:左第一跖楔关节脱位,第二、五跖骨头骨折错位。急诊行清创术后应用负压创面治疗装置覆盖创面;3 天后再次清创、骨折部位用克氏针固定,随后创面多次清创并应用负压创面治疗。至伤后 16 天,创面出现感染,外露肌腱坏死,足背部分关节外露(图 6-2-1、图 6-2-2)。

【诊断】

左足背砸伤,皮肤软组织缺损;左前足多发骨折伴关节脱位;骨及伸趾肌腱外露;创面感染。

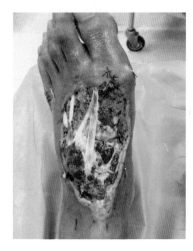

图 6-2-1　伤后 16 天创面情况

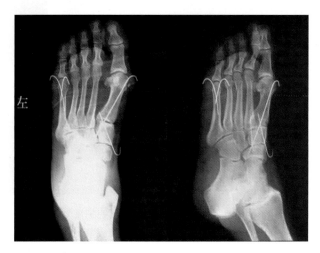

图 6-2-2　X 射线片显示前足骨折情况

【临床决策分析】

足背骨外露、肌腱外露及小关节腔开放的创面,常用的手术修复方法是利用局部和远隔部位的组织瓣覆盖修复,虽然手术一次完成,修复效果好,但手术相对复杂,供瓣区损伤相对较大,修复后的皮瓣较臃肿。应用人工真皮覆盖创面后,诱导生成类真皮组织覆盖骨及肌腱组织,达到可以移植自体皮片的条件,通过自体皮移植就可以修复创面。手术简单、损伤小、修复后的外观不臃肿,对于后期不需要进一步修复深部组织的创面更为适合。

【诊疗过程】

于伤后 16 天行扩创术,术中可见第一跖跖关节腔开放,骨质破坏,裸露肌腱坏死,术中拔除克氏针,切除坏死伸趾肌腱,去除表面感染及坏死骨质,行第一跖楔关节融合术,骨折部位对合后重新应用克氏针固定(图 6-2-3),仔细清洗并用聚维酮碘湿敷创面,创面包括骨折处骨外露和跖楔关节融合部位移植人工真皮,人工真皮表面间隔 1cm 打引流孔(图 6-2-4),边缘应用皮肤缝合器固定,应用自制负压创面治疗装置固定包扎,并持续应用 1 周(图 6-2-5)。术前创

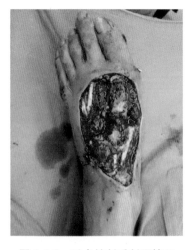

图 6-2-3　手术扩创后创面情况

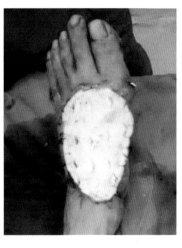

图 6-2-4　移植人工真皮

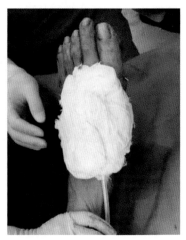

图 6-2-5　应用自制负压创面治疗装置固定包扎

物细菌培养为气味沙雷菌。术后选择敏感抗生素阿米卡星 0.8g 静脉注射,每天 1 次;万古霉素 0.8g,每 12 小时 1 次,共持续 1 周。术后 7 天首次换药,随后每 3 天创面换至术后 19 天见人工真皮血管化良好,类真皮组织完全覆盖创面(图 6-2-6),移植自体皮片。自体皮片移植术后 9 天,皮片全部成活(图 6-2-7),术后 3 周复诊,皮片成活良意(图 6-2-8)。

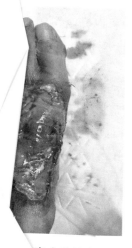
真皮移植术后

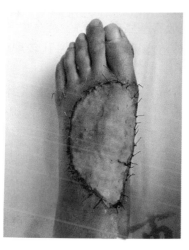
图 6-2-7　自体皮片移植术后 9 天,皮片完全成活

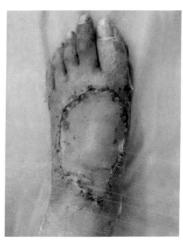
图 6-2-8　术后 3 周复诊时外观情况

露和小关节腔开放的创面如不能即时修复,很容易造成创面继发感染,节腔因感染而破坏,加重损伤。对于已发生感染的创面,较彻底的清包括坏死肌腱和骨质。本例中我们还对感染的关节面进行了清理真皮时除了表面打孔,还配合术后负压创面治疗,以减少骨折处、减少术后人工真皮下的感染发生率,有利于人工真皮血管化的完放修复骨及小关节腔开放的创面。

(戴允东　陈欣)

并关节腔开放创面

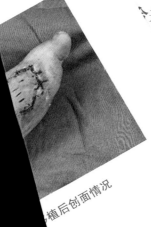
植后创面情况

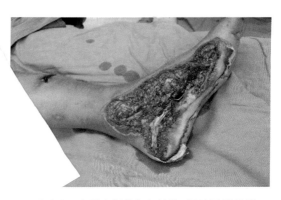
图 6-3-1　左足内侧软组织缺损,肌腱骨质外露

开放。

【临床决策分析】

足部碾压伤造成的组织缺损常常有较严重的创面污染,不适合一期封闭创面,清创后首先应用负压引流装置覆盖,可以有效地清除创面残余污染,改善创面基底血运。二期修复足部骨关节腔开放创面,可以选择皮瓣修复。由于创面较大,局部没有足够大的皮瓣供选择,游离皮瓣较适合,但组织切取量大、供瓣区代价大、手术风险高、术后臃肿等都是不易克服的问题。应用人工真皮移植于创面可以有效改善基底血运,新生类真皮组织可以完全覆盖骨外露和小关节腔开放的创面,再通过自体皮移植修复创面,是一种比较理想的选择。

【诊疗过程】

入院后急诊行左小腿清创,胫骨骨折复位外固定架固定术,左足内侧行姑息性清创,去除创面坏死组织,外露坏死肌腱予以剪除,创面充分清洗,创面应用负压创面治疗装置覆盖,石膏外固定,术后持续负压引流。1 周后手术,去除负压装置,可见创面较清洁(图 6-3-2),清创止血后创面移植人工真皮覆盖左足内侧皮肤缺损,人工真皮上打小孔引流,适度加压包扎(图6-3-3)。术后给予抗感染、局部换药治疗,3 周后可见硅胶膜下粉红色的类真皮样组织形成,术中撕开表层硅胶膜,可见骨外露创面得到良好覆盖,采用中厚皮片移植覆盖,术后 10 天皮片完全成活(图 6-3-4~图 6-3-6)。随访 2 个月,患足外形良好,移植皮肤外形不臃肿、色素沉着不明显、有弹性(图 6-3-7)。

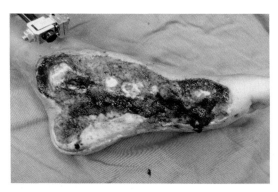

图 6-3-2　伤后 1 周,去除负压装置后创面情况

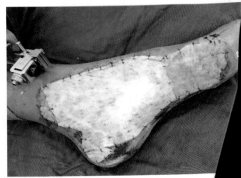

图 6-3-3　应用人工真皮覆盖创

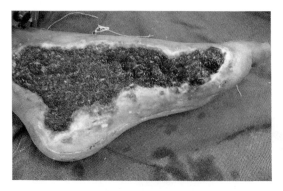

图 6-3-4　移植人工真皮 3 周后创面情况

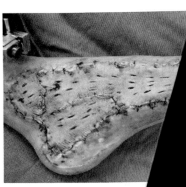

图 6-3-5　皮片移

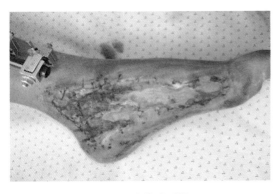

图 6-3-6　皮片成活情况

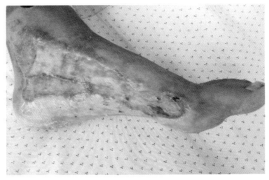

图 6-3-7　术后 2 个月,左足外观及移植皮肤情况

【经验与体会】

本病例足部碾压伤较严重,患部软组织缺损大、污染重,首次清创手术时,创缘坏死皮肤和坏死肌腱予以去除,但创面同时有骨外露和小关节腔开放的情况,属于难愈性创面。一期手术清创后应用负压创面治疗,可以有效地清除创面、小关节腔内的异物和残留坏死组织,使创面清洁度改善,为人工真皮的移植打下基础。二期手术通过人工真皮的移植,诱导创面形成血运良好的类真皮组织,再通过植皮手术修复了创面,外形好、不臃肿,供皮区损伤也比较轻微,取得了较好的修复效果。

(冯亚高)

四、修复糖尿病足跟骨外露关节腔开放创面

【病例简介】

患者女性,70 岁,主因右足跟疼痛并皮肤溃疡不愈 2 个月余入院。患者患 2 型糖尿病 20 余年,10 年前出现双小腿胀痛、麻木、怕冷症状,1 年前上述症状加重,2 个月前行走时出现右足跟疼痛外贴"风湿膏"治疗,次日膏贴处皮肤发黑破溃,1 周前右足疼痛加重入院。患者既往有高血压、冠心病、糖尿病视网膜病变、糖尿病周围神经病变、糖尿病周围血管病变、慢性浅表性胃炎、脑梗死病史,否认呼吸系统疾病史,否认手术、创伤、输血史,否认药物过敏史。

入院情况:右下肢水肿,右足背红肿,右第三趾呈湿性坏疽,右足跟外侧、底部至足背呈混合性坏疽,大小约 15cm×13cm,跟骨及肌腱外露,跟骰关节腔开放,触压痛(++),黄水样分泌物渗出,周围有黄色坏死组织覆盖,周围皮肤红肿,皮温高;右足背动脉、胫后动脉搏动未触及,浅感觉减退;右踝关节活动轻度受限,各趾关节活动无异常(图 6-4-1、图 6-4-2)。

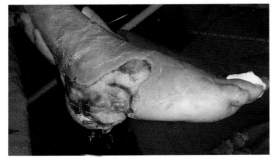

图 6-4-1　术前创面(外侧)

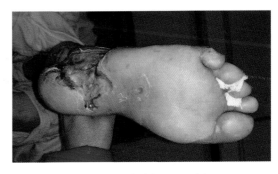

图 6-4-2　术前创面(足底)

【诊断】

2 型糖尿病足（Wagner 4 级,Texas 3D）,跟骰关节腔开放。

糖尿病性周围血管病变、糖尿病性周围神经病变、糖尿病性视网膜病变、糖尿病肾病（氮质血症期）。

下肢闭塞性动脉硬化。

贫血、低蛋白血症。

高血压病 3 级,极高危组。

冠心病。

脑梗死。

【临床决策分析】

踝部和足跟是糖尿病足溃疡好发部位之一。随着患者糖尿病病程增加,周围神经病变和周围血管病变逐渐加重,踝部及足跟感觉功能减退,毛细血管闭塞,加之足底压力高,负重压力大,皮肤角质层厚,皮下软组织薄弱,极易引发溃疡。创面常有严重感染,且伴有肌腱和骨组织外露,是糖尿病患者截肢的主要危险因素,也是致残、致死的重要原因之一。在控制血糖、抗感染、改善微循环等措施的基础上,经典的治疗方法为清创后保守换药或在足部负重和关节部位应用组织瓣修复。无论采用哪种治疗方式,保证循环供血是修复糖尿病足创面的必备条件。糖尿病患者下肢动脉血管硬化、狭窄,内膜增生,有絮状物漂浮,动脉极易闭塞,在创面供血没有得到改善时不建议行任何有创操作。通过下肢动脉扩张成形、支架植入、斑块旋切及药物涂层球囊等技术可以较好地改善下肢动脉供血,为创面修复打下基础。美国 Madigan Army Medical Center 保肢医疗体系推荐的糖尿病足治疗的优先顺序为积极治疗感染、评价血管状况及重建血运、减轻患肢及创面的压力、通过清创换药及护理改善创面的环境。在控制感染、血运改善的情况下,积极进行腓肠神经皮瓣、皮瓣迟延移植术修复糖尿病慢性跟骨骨髓炎创面不失为一种有效的方法。但微血管病变往往导致皮瓣移植成功率不高,术后臃肿的外形、感觉缺乏也容易发生皮瓣破溃、继发溃疡、不能长久负重等。本例患者病情复杂,下肢动脉供血不足,足跟创面骨关节外露,通过介入治疗改善下肢供血后,直接在扩创后的骨外露、肌腱外露创面上移植人工真皮,可以利用人工真皮的猪胶原支架,诱导微血管和细胞成分侵入,形成类真皮组织覆盖骨外露创面,达到修复糖尿病足骨外露创面的目的。

【诊疗过程】

患者入院后给予抗感染、活血、抗凝、抗血小板聚集、降糖、降压治疗,同时给予抑制胃酸、抗炎症反应、保护心和肾脏器官功能等治疗。创面蚕食法祛痂清创,外用复方黄柏液、藻酸盐银离子敷料控制感染。患者全身情况稳定后,于入院后 5 天,在局麻下行右下肢动脉造影+球囊扩张成形术+支架植入术改善右足创面缺血,10 天后在全麻下行右足皮肤病损切除术+慢性骨髓炎刮除术+负压创面治疗（图6-4-3、图6-4-4）。术中右足跟创面扩创,首先完整切除创面坏死焦痂及脓性组织,至正常肌膜层,跟骨结节外侧死骨凿除,至骨面有少量渗血,外露跟骰关节生理盐水反复冲洗,应用负压创面治疗技术持续引流,同时缓慢持续灌注具有抗感染、促进肉芽组织生长的复方黄柏液,右踝关节石膏托

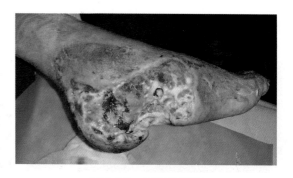

图 6-4-3　创面扩创后

外固定制动,反复多次重复该治疗直至创面肉芽组织生长良好。行人工真皮移植术,人工真皮与创面基底贴附不留间隙,周围用皮肤缝合器缝合固定,适当加压包扎。术后5天第1次换药,可见人工真皮与创面基底贴附紧密,人工真皮下无积液和血肿,随后每周换药3次,至术后3周,行二期自体皮片移植手术,术中见人工真皮大部分呈现橘红色,血管化良好,去除表面硅胶膜后,可见骨外露创面大部分被类真皮组织覆盖(图6-4-5、图6-4-6),手术刀片适当搔刮创面,聚维酮碘、生理盐水冲洗创面后,移植自体刃厚皮片(图6-4-7、图6-4-8)。跟骰关节处部位约2cm×4cm大小创面类真皮组织未能完全覆盖,扩创后按照缺损面积再次移植人工真皮覆盖创面,石膏托外固定制动。术后处理方法同前,2周后人工真皮血管化良好,关节外露创面完全被类真皮组织覆盖,表皮生长因子及功能性敷料换药后创面完全修复。出院后2个月,患者右后足外侧创面完全修复,外观、质地较好(图6-4-9),早期功能锻炼,随访1年,未见皮肤破溃及窦道形成,无明显瘢痕形成及挛缩,右踝关节活动尚可。

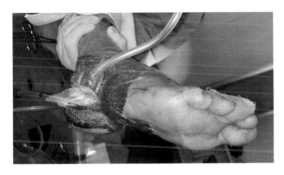

图6-4-4　扩创后应用封闭式负压引流

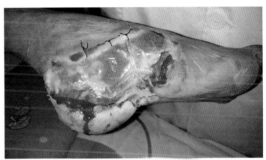

图6-4-5　人工真皮移植

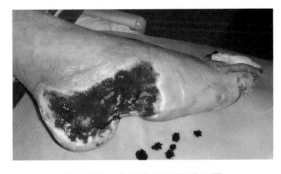

图6-4-6　人工真皮移植后3周

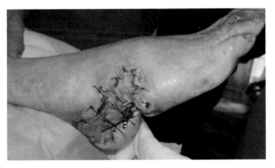

图6-4-7　自体皮片移植后1周

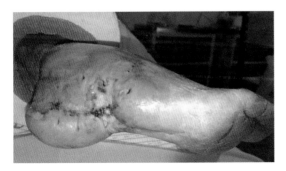

图6-4-8　自体皮片移植后2周

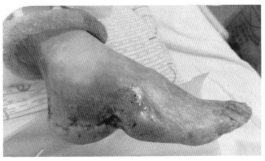

图6-4-9　术后2个月随访

【经验与体会】

本例患者通过介入手术改善下肢动脉供血后充分抗感染治疗,人工真皮覆盖足跟骨外露创面,跟骰关节一期未愈合处,二期再次使用人工真皮覆盖,局部制动减压,后期给予生长因子换药治疗使创面愈合。人工真皮的应用降低了切取组织瓣修复创面的手术难度和不愈合风险,保住了患足,避免了高位截肢,获得了满意疗效。但该类创面的完全愈合依赖于良好的全身状况、有效的创面血供改善及感染控制、骨外露完全肉芽覆盖等几方面,任何一个环节的不良均可能导致创面的不愈合或者延迟愈合,值得注意。

（邹利军　李炳辉　鲍琼林）

五、修复高压电烧伤前足骨外露合并关节腔开放创面

【病例简介】

患者男性,31 岁,主因四肢电烧伤 2 天余由急诊收入院。患者工作时不慎被高压电烧伤双手及双下肢(电压为 20 000V),受伤当时患者意识短暂丧失(时间具体不详),无明显恶心、呕吐等不适,于当地医院给予对症处理,2 天后转入我院。

入院情况:患者一般情况可,创面共约 8%TBSA,分布于双手及双足,其中双手及双足约 2%TBSA 创面基底均呈蜡黄色,质如皮革,干燥无渗出,触之无明显痛觉;余创面基底红白相间,质韧,触之痛觉欠敏感,渗出少;创面周围无红肿,皮温同于正常皮肤。

【诊断】

四肢电烧伤 8%TBSA(深Ⅱ度 6%TBSA,Ⅲ度 2%TBSA)。

心肌损害。

肝损害。

【临床决策分析】

患者创面位于双手及双下肢,创面较深且同时伴有心肌损害和肝损害,先给予保守治疗,待患者全身情况,尤其是心功能情况明显改善后手术治疗。大部分电烧伤创面可削痂植皮封闭,局部如存在骨及肌腱外露可考虑移植皮瓣或人工真皮的方法修复。下肢 CTA 检查后提示:双侧胫前动脉及足背动脉闭塞,鉴于患者下肢血管存在部分异常状况,双足各存在骨外露面积为 6cm×4cm,采用局部皮瓣修复有一定风险,考虑给予患者右足骨外露创面人工真皮覆盖,二期再通过植皮修复创面;左足骨外露创面较小,采用足底内侧皮瓣修复,皮瓣供区覆盖人工真皮,从而降低手术的风险和难度。

【诊疗过程】

入院后给予对症治疗,于 1 周后全麻下行双上肢及双足削痂术,部分创面植皮术。术后植皮成活良好,残余双足骨外露创面给予负压吸引及包扎换药交替治疗。伤后 2 个月余在腰硬联合麻醉下行双足创面修复,术中见右足创面位于前足跖趾关节处,约 3.5cm×5cm,踇长伸肌缺失,第一跖骨、近节趾骨、趾骨间关节及跖趾关节外露,部分第一跖骨、近节趾骨组织坏死明显,扩大切除 4.5cm×6cm 创面,咬骨钳彻底咬除坏死骨组织,可见近节趾骨残余约 1/3,第一跖骨保留部分关节体,彻底清洗止血,予以克氏针固定远节趾骨、近节趾骨及第一跖骨后,创面移植人工真皮以丝线缝合固定;左足创面同样位于前足跖趾关节处,创面稍小,约 3cm×4cm,可见踇长伸肌腱已缺失,第一跖骨、近节趾骨及跖趾关节外露,部分第一跖骨、近节趾骨组织坏死,予以咬骨钳彻底咬除坏死骨组织,可见近节趾骨残余约 2/3,第一跖骨缺失关节头及少部分关节体,予以克氏针固定远节趾骨、近节趾骨及第一跖骨,沿设计好的皮瓣切开全层皮肤,保

留足内侧动脉穿支的蒂部,逐渐分离至蒂部,皮瓣顺行旋转180°覆盖创面,皮瓣下予以引流条引流。随后于皮瓣供区继发创面覆盖人工真皮无菌纱布包扎固定。

术后9天第1次换药见人工真皮与创面基底贴附紧密,真皮下无积液和血肿,随后每周换药2次,至术后23天,行二期自体皮移植手术,术中见人工真皮大部分呈现鲜红色,血管化良好,去除表面硅胶膜后,可见骨外露创面被类真皮组织覆盖,手术刀片适当搔刮创面,聚维酮碘、生理盐水冲洗创面后,移植自体刀厚皮片。术后28天双足创面完全愈合,拔除克氏针后,复查双足DR无明显异常。患者双足创面完全修复,外观、质地较好(图6-5-1~图6-5-12)。

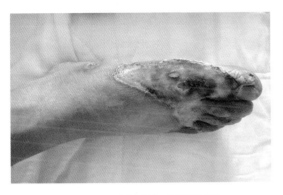

图 6-5-1　右足受伤时创面情况

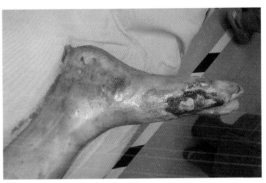

图 6-5-2　右足术前创面情况

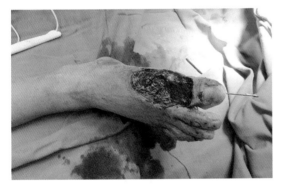

图 6-5-3　手术扩创后右足创面情况

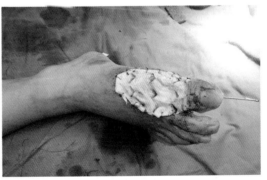

图 6-5-4　移植人工真皮与克氏针固定跖趾关节

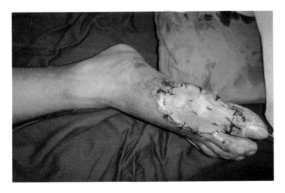

图 6-5-5　术后23天,骨外露创面被类真皮组织覆盖,移植自体皮片

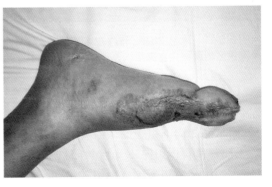

图 6-5-6　右足创面完全愈合

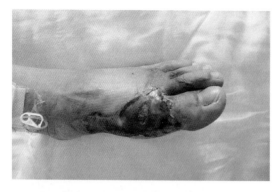

图 6-5-7　左足受伤时创面情况

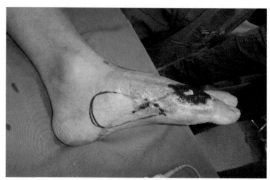

图 6-5-8　左足术前创面情况

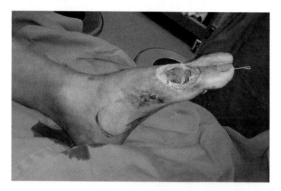

图 6-5-9　手术扩创后左足创面情况

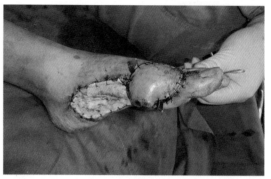

图 6-5-10　足底内侧皮瓣修复骨外露创面,皮瓣供区覆盖人工真皮,克氏针固定

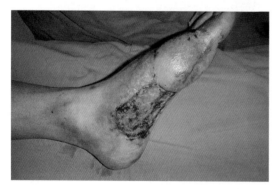

图 6-5-11　术后 23 天,转移皮瓣存活良好,皮瓣供区创面被类真皮组织覆盖,移植自体皮片

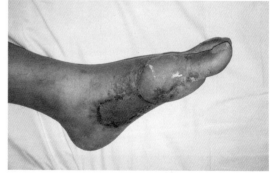

图 6-5-12　左足创面完全愈合

【经验与体会】

对于电烧伤后较小的骨外露合并小关节腔开放创面,可以利用人工真皮材料覆盖,诱导来自创面基底和周围组织的微血管和细胞成分侵入,形成类真皮组织覆盖骨及创面关节外露创面,二期移植自体刃厚皮片后封闭创面,具有损伤小、不臃肿、愈合快、降低手术难度的优势。足底皮瓣供区应用人工真皮覆盖,二期移植自体刃厚皮片,可以减轻植皮区挛缩以及切取中厚皮造成供区瘢痕增生,是较为适宜的手术修复方法之一。

(吕广平　曾丁)

六、修复外伤后小腿多发骨折、踝关节腔开放合并骨外露创面

【病例简介】

患者女性,56岁,因车祸致伤右小腿胫腓骨多发粉碎性骨折、踝关节腔开放、多处骨外露创面于伤后25天入院(图6-6-1、图6-6-2)。患者伤后曾因开放伤口大量失血、肢体毁损严重,在当地医院就诊,予以清创、外固定架固定、多次应用负压创面治疗等。为进一步保肢及修复创面转入我院。

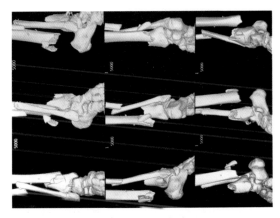

图6-6-1　右下肢胫骨、腓骨粉碎性骨折

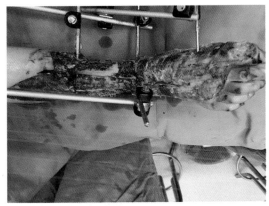

图6-6-2　扩创后可见胫腓骨外露、踝关节腔开放、胫前足背肌腱缺失

入院情况:右小腿、右足行外固定架固定骨折,固定可靠。右小腿至右足广泛皮肤软组织缺损,部分皮肤发黑坏死。胫骨、腓骨下端骨外露,胫骨外露面积约2cm×12cm,可见骨折端及骨缺损,胫腓骨间肌坏死形成腔洞,踝部、足背多处骨质外露,伸趾肌腱缺失,踝关节腔开放,足背动脉未触及。右足底感觉基本正常,右足血运尚可。

【诊断】

右下肢多发创伤皮肤软组织缺损;右胫腓骨粉碎性骨折外固定架术后;血管神经肌腱损伤。

【临床决策分析】

患者为右下肢车祸事故造成的严重毁损伤,骨折程度复杂、组织缺损量大,骨外露、骨折端外露合并踝关节腔开放,足背伸趾肌腱缺损较多,有不可逆损害,修复难度较大。局部已很难找到大面积组织瓣覆盖修复,如应用皮瓣修复应选择吻合血管的游离皮瓣。游离皮瓣供瓣区切取范围较大,损失严重,外固定架对皮瓣手术操作有一定妨碍,而患者后期创面再修复和功能重建的概率不大。决定应用人工真皮移植的方法改善创基,创造自体皮移植的条件。修复难点为骨外露覆盖、开放的关节腔封闭和肌肉坏死形成的腔洞填塞,计划应单层型人工真皮填塞腔洞及踝关节腔开放部位,外部移植常规人工真皮。

【诊疗过程】

入院3天后腰麻下行右下肢扩创,去除感染坏死组织,凿除死骨及游离骨片,充分清洗伤口,应用负压创面治疗行伤口床准备。1周后,创面较清洁,无明显坏死组织,胫腓骨间有一约10ml腔隙(图6-6-3)。再次手术行扩创、人工真皮移植术,将单层型人工真皮折叠后填入胫腓骨间腔隙,其余创面移植人工真皮,表面打孔引流(图6-6-4、图6-6-5),因外固定架干扰,未行

负压装置覆盖,直接应用敷料包扎。术后 3 天开始定期每周 2 次换药,未见真皮下积液、积脓。人工真皮移植后 3 周,去除硅胶膜可见真皮血管化良好,再次手术移植自体刃厚皮片(图 6-6-6、图 6-6-7)。术后 3 周复诊,皮片成活良好,创面完全修复(图 6-6-8)。

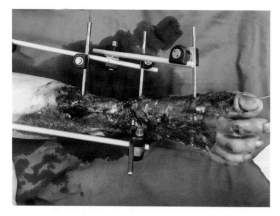

图 6-6-3　应用负压创面治疗 1 周后,创面清洁,胫腓骨间存在较大腔隙

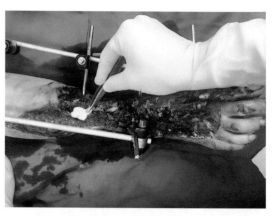

图 6-6-4　应用单层型人工真皮填塞腔隙

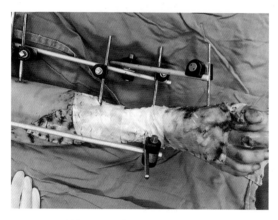

图 6-6-5　创面移植人工真皮

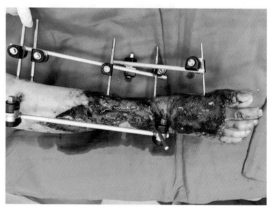

图 6-6-6　人工真皮移植后 3 周,外露骨质得到良好覆盖

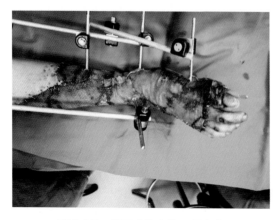

图 6-6-7　创面移植自体刃厚皮片

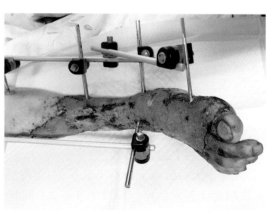

图 6-6-8　术后 3 周创面完全修复

【经验与体会】

对于合并骨折、骨外露、关节腔开放的复杂创面,修复方法可有多种选择,原则上应选择血运好、覆盖性强、有较好抗感染能力的肌皮瓣、皮瓣修复,特别是对于后期有可能进行结构和功能重建的病例,组织瓣的覆盖更为必要,如果创面局部没有可利用的材料,可以选择游离组织瓣修复。但对于局部结构破坏严重、后期没有可能或不准备施行进一步复杂修复的病例,植皮仍是明智的选择,可以最大限度地减小供区损伤,简化创面修复过程。本病例创面情况复杂、损毁严重,除了小腿大面积骨外露、骨折处外露、踝关节腔开放以外,小腿及足背的肌腱结构均已破坏,后期再修复的可能性不大,皮瓣修复不是唯一指征。同时外固定架的干扰也不利于吻合血管的操作。本病例应人工真皮的移植,创造了血运丰富的移植床,完成了自体皮片的移植,较好地修复了创面,并最大限度地减少了供区的损害。

(黎明 陈欣)

参考文献

[1] ZHANG C,LIU D,LIANG Z,et al. Repair of refractory wounds through grafting of artificial dermis and autologous epidermis aided by vacuum-assisted closure[J]. Aesthetic Plastic Surg,2014,38(4):727-732.

[2] 陈欣,王浩,戴允东,等.负压引流技术辅助人工真皮与自体皮移植修复关节腔开放和/或骨折处骨外露创面的临床研究[J].中华烧伤杂志,2015,31(2):93-97.

[3] MATSUSHITA Y,FUJIWARA M,NAGATA T,et al. Negative pressure therapy with irrigation for digits and hands:pressure measurement and clinical application[J]. Hand Surg,2012,17(1):71-75.

[4] 许英,刘魁,贺银习 Masquelet技术联合人工真皮治疗四肢严重骨、软组织损伤的临床疗效研究[J].广西医科大学学报,2019,36(6):961-964.

[5] 邹利军,李炳辉,鲍琼林,等.人工真皮联合负压封闭引流技术修复糖尿病足跟部骨外露15例[J].生物骨科材料与临床研究,2019,16(4):77-80.

[6] 邵华伟,王新刚,有传刚,等.负压伤口疗法促进真皮替代物血管化的研究进展[J].中华烧伤杂志,2017,33(8):523-525.

[7] Eo S,Kim Y,Cho S. Vacuum-assisted closure improves the incorporation of artificial dermis in soft tissue defects:Terudermis® and Pelnac®[J]. Int Wound J,2011,8(3):261-267.

第七章

单层型人工真皮的应用

单层型人工真皮为不带表层硅胶膜的单纯胶原网状支架结构,可诱导自身细胞侵入,形成含有微血管、纤维结构的组织,目前主要用于填充小范围的组织缺损,如拔牙后牙槽骨残腔充填、皮下肿物切除后及凹陷性瘢痕的充填等。对于大面积的肌腱、骨外露,应用普通人工真皮修复时,由于真皮网状结构厚度仅 2~3mm,3 周左右的降解周期有时不能完全覆盖裸露的肌腱和骨组织,不得不再次移植人工真皮以达到完全覆盖肌腱和骨组织的目的,从而完成二期自体皮片移植。我们尝试在大面积的肌腱、骨外露创面增加单层型人工真皮的移植,即在普通人工真皮和裸露肌腱、骨组织之间,加植一层单层型人工真皮,以期增加胶原网状结构的厚度,另外在关节部位采用这种单层型+普通型人工真皮移植的方法,也可增加类真皮组织的厚度,改善自体皮移植的功能和外观,从临床应用情况看,取得了较好的效果。在增加单层型人工真皮移植后,真皮支架血管化过程会延长至 4 周,因此,在此期间除了仔细观察真皮血管化的进展,还应做好创面处理、定时换药,避免创面及移植物感染。

单层型人工真皮另一个值得期待的目的就是完成真皮和自体皮片的同期移植。人工真皮移植的两步法手术过程保证了移植的胶原网状结构的充分血管化,随后才能在血管化良好的类真皮组织上移植自体皮片,但这一血管化过程延长了修复周期。缩短真皮支架血管化过程一直是研究者努力的方向,如添加细胞因子等促血管化成分、应用负压创面治疗等。受网状异体脱细胞真皮+自体皮片同期移植的启示,我们尝试在单层型人工真皮上打孔后,与自体皮片一期移植,结果并不十分理想,原因是单层型人工真皮的胶原网状结构疏松脆弱,很难较密集打孔,导致自体皮无法短时间内与基底建立有效血供,皮片成活不良。如能在产品制作过程中完成真皮密集打孔,有望解决这一操作上的不便。另外,人工真皮密集打孔是否是以牺牲结构上的优势换取一步法的实施、修复效果有无降低等,有待于研究和实践检验。

单层型人工真皮由于没有外层硅胶膜的支撑,疏松脆弱,在手术操作中有如下注意点:①单层型人工真皮不能缝合固定,填充腔隙时可以剪裁或折叠后应用,大面积片状移植时应与表层覆盖物一同固定;②单层型人工真皮移植前不宜浸泡,因为浸泡后的人工真皮强度差、极易破损,可在移植于创面后淋撒生理盐水或需要应用的药物至浸透即可,如必须浸泡,取出时应特别小心;③单层型人工真皮打孔时不能用剪刀或手术刀简单地刺穿(因为材料脆弱无法牵拉成网,如此操作并没有在真皮材料上形成空隙),而应采用密集打孔去除部分材料的方法,形成密集多孔利于组织液渗透的结构。

一、修复踝关节骨外露合并关节腔开放创面

【病例简介】

患者男性,37岁,因车祸伤致右跟骨外露、右踝关节开放4个月入院。患者4个月前因车祸伤致大范围跟骨、距骨、胫骨远端外露,踝关节开放及小腿内侧皮肤撕脱缺损。前期曾行植皮修复小腿后侧创面,应用腓肠神经营养血管皮瓣修复踝关节前侧及内侧部分创面,因皮瓣远端坏死导致足跟内侧创面未能修复,跟骨及踝关节间隙外露伴感染。

【诊断】

右踝内侧软组织缺损,跟骨外露,踝关节开放。

【临床决策分析】

应用组织瓣修复骨关节开放外露是最常用和有效的手术方法,特别是活动度较大、关节腔较大的关节,由于皮瓣具有一定厚度和较好的弹性、柔韧性,有利于术后关节功能的恢复。但对于活动度不大的小关节,如足部的跖趾关节、跗跖关节开放外露的修复,应用厚皮片移植也是可行的。患者因车祸伤导致左踝部内侧大面积皮肤软组织缺损骨质外露,前期曾应用腓肠神经营养血管皮瓣修复创面,但由于肢体循环不好、皮瓣面积较大,皮瓣远端1/4面积出现坏死。局部受区血管条件不好,吻合血管游离移植风险高,故采用单层型人工真皮充填跟距关节外窦道,表面植皮的方法修复创面。

【诊疗过程】

入院后行清创术,凿除跟骨表面及踝关节内坏死骨质,形成5cm×10cm骨外露创面,踝关节处形成2cm×1.5cm、深度达1.5cm的洞型骨质缺损,踝关节腔开放(图7-1-1)。彻底清洗并用聚维酮碘液湿敷后,应用单层型人工真皮(不带硅胶膜)折叠卷曲后填塞至骨外露的关节间隙(图7-1-2),外层再移植硅胶膜打孔后的加强型人工真皮(图7-1-3),术后应用负压创面治疗(图7-1-4)。术后常规换药,26天后再行手术修复骨外露及踝关节开放创面,术中去除人工真皮表面硅胶膜,可见骨外露及关节开放处均形成较好的类真皮组织覆盖骨质及开放关节,取12‰英寸自体刃厚皮片植皮,术后妥善包扎。至术后5天,检查创面,可见自体皮片成活良好,骨外露和关节开放创面得以修复(图7-1-5)。

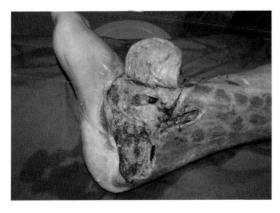

图7-1-1 术前情况

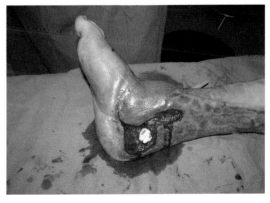

图7-1-2 关节腔骨缺损处填塞单层型人工真皮

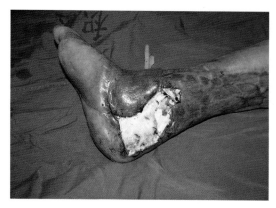

图 7-1-3 移植人工真皮

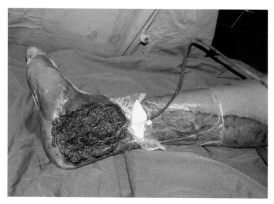

图 7-1-4 术后应用负压创面治疗

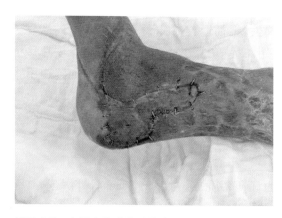

图 7-1-5 右足自体皮片移植术后 5 天,皮片成活良好,创面封闭

【经验与体会】

单层型人工真皮是没有表层硅胶膜仅保留胶原结构的人工真皮,主要用于没有表皮缺损仅有真皮或软组织缺损的组织增厚和充填,可以诱生肉芽组织、加速缺损组织的修复。本例患者为足踝部的外伤后创面,早期创伤毁损严重,虽经植皮、皮瓣修复,最终残留足踝部骨外露和关节开放创面,扩创后除骨质外露外,在踝关节处有一空腔型的骨质缺损,此类创面以组织瓣的修复方法为首选。但由于局部损伤条件限制,除游离皮瓣外,局部已无可供选择的组织瓣,且小腿中下段创伤碾压后,受区血管条件也不理想。我们应用单层型人工真皮经折叠卷曲充填空腔,表层再常规移植双层性人工真皮,表层打孔并配合术后负压引流,目的是减少术后关节腔和骨缺损部位的积液,降低术后感染风险。空腔内人工真皮血管化完成后,移植刃厚皮片修复创面。操作过程中的关键措施是清创和负压创面治疗。彻底清创和术后引流往往是窦道、空腔内及关节开放创面移植人工真皮成功的关键所在,不同于表层人工真皮移植,这些腔道间隙中容易积存炎性分泌物,导致术后移植物感染,清创和负压创面治疗能有效减少移植前后局部细菌残留量,减少术后感染风险,提高成活率。另外,利用胶原海绵的吸收功能,也可以在移植前应用敏感抗生素和生长因子等药物浸泡人工真皮,达到控制感染、促进血管化的作用。我们在后期的治疗中常规配合应用,取得了较好的临床效果。

(杜伟力 陈欣)

二、修复大范围跟腱外露创面

【病例简介】

患者男性,45 岁,主因全身多发骨折伴有跟腱外露入院。患者车祸伤致全身多发骨折,伴右小腿皮肤软组织缺损,伤后 6 小时入院,先于创伤骨科行骨折复位外架及内固定,多处皮肤裂伤缝合术,小腿后侧皮肤缺损跟腱外露行负压创面治疗,伤后 3 天转入我科。检查可见:右小腿多个纵行创面,右跟腱处皮肤缺损,跟腱外露约 3.5cm×15cm,腱膜缺失(图 7-2-1)。

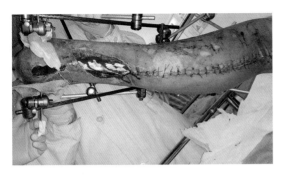

图 7-2-1　患者入院时的情况,右跟腱外露约 3.5cm× 15cm

【诊断】

多发创伤、全身多发骨折;右小腿皮肤缺损、跟腱外露。

【临床决策分析】

肌腱暴露,特别是外露肌腱面积较大时,如不能尽早覆盖修复,容易造成肌腱干燥、继发感染坏死,导致结构和功能损害。由于肌腱组织血运差,直接在外露肌腱上植皮成活率低,愈合困难。对于肌腱滑动要求较高的部位,如腕部、手掌,应用皮瓣修复的效果最好,对于后期需要进行肌腱吻合、延长、松解等再修复手术的部位,也更适合应用皮瓣。而对于滑动要求不高或肌腱起止点等仅有张力力学要求的部位,如肘部伸侧、髌韧带止点、跟腱等部位的腱性组织,可通过用周围的筋膜、肌肉或脂肪组织覆盖后再植皮的方法修复创面。如果周围没有可利用的组织,也可以通过诱生肉芽组织覆盖外露肌腱后再行植皮,如应用负压创面治疗、湿性敷料保护下的保守换药等方法,但暴露条件下的肌腱处理方法风险较高,由于缺失腱膜组织的肌腱血运差,一旦干燥、感染,肌腱很容易出现继发坏死而导致结构破坏。因此,应用人工真皮及时覆盖外露肌腱,通过诱生类真皮组织覆盖肌腱后再植皮,不失为一种较好的修复肌腱外露的手术方法。

【诊疗过程】

完善术前检查,伤后 1 周于全麻下行扩创术,切除坏死痂皮,去除创缘不健康组织,可见裸露跟腱表面光泽,与周围组织无明显分离现象,跟腱周围软组织血运较好,止血、清洗后,应用单层型人工真皮与加强型人工真皮叠加移植覆盖外露跟腱,内层为单层型人工真皮,外层为加强型人工真皮,表面打孔引流,边缘缝合固定(图 7-2-2、图 7-2-3)。术后常规抗感染治疗和定期换药,至手术后 24 天行二期自体皮移植手术,术中可见血管化的人工真皮已完全覆盖外露跟腱(图 7-2-4),移植 14‰英寸中厚皮片(图 7-2-5),术后 1 周自体皮片成活良好,创面得到修复(图 7-2-6)。

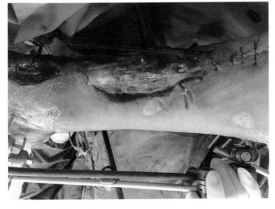

图 7-2-2　扩创后,内层移植单层型人工真皮覆盖外露的跟腱表面

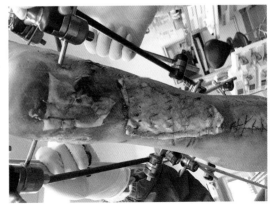

图 7-2-3　外层移植加强型人工真皮覆盖单层型人工真皮,边缘缝合固定

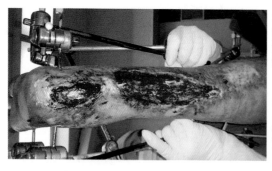

图 7-2-4　术后 24 天,去除人工真皮硅胶膜后,可见跟腱被类真皮组织覆盖

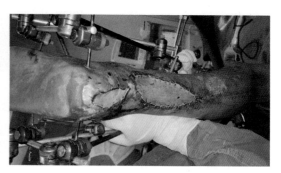

图 7-2-5　移植自体皮片

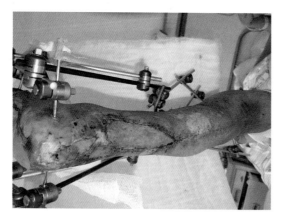

图 7-2-6　移植自体皮片后 1 周,皮片成活良好,创面封闭

【经验与体会】

本病例为急性创伤后的跟腱外露,虽裸露面积较大,但没有严重的污染、感染和捻搓,结构形态基本正常,由于周围组织损伤,无法在外露肌腱周围选择软组织覆盖肌腱,手术清创后应用单层型和加强型双层人工真皮叠加移植,增加胶原层厚度,有利于跟腱组织的覆盖和修复。我们观察到,加入单层型人工真皮后,物理厚度增加,血管化过程较只用标准的双层型人工真皮要适当延长,往往超过 3 周,需要耐心等待。

（杜伟力　陈欣）

三、修复踝关节慢性溃疡创面

【病例简介】

患者女性,47 岁,主因右踝关节处反复溃疡 30 年入院。患者 30 年前行右膝关节外翻矫正术后应用石膏固定时,致右踝关节前方皮肤形成压疮破溃,形成瘢痕溃疡,虽经多次换药、取皮植皮术等方法治疗,但仍反复破溃,近半年来溃疡持续不愈。

入院情况:右踝关节前方溃疡创面 3cm×5cm,溃疡表面少量分泌物,周围组织为硬化增生的瘢痕组织,色素沉着明显(图 7-3-1)。

【诊断】

右踝部瘢痕溃疡。

【临床决策分析】

踝关节前方的创面修复,特别是有肌腱和骨外露的创面,可以选择小腿中下段的穿支皮瓣,如腓肠神经营养血管皮瓣、腓

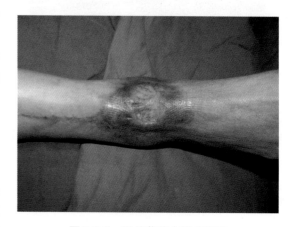

图 7-3-1　踝关节前方溃疡情况

浅神经营养血管皮瓣、胫后动脉内踝上穿支皮瓣等，也可以采用远隔部位的游离皮瓣。如创面基底血运好，采用植皮方法修复的优势更为明显，表现为手术创伤小、外观不臃肿。如创面基底血运不良，可以利用人工真皮移植诱生类真皮组织增加真皮厚度，改善创面基底血运，达到适合植皮的条件。

【诊疗过程】

入院后经常规检查，腰麻下手术将溃疡及周围瘢痕组织一并切除，基底仍为薄层瘢痕组织，深层未暴露踝部支持带和腱膜，创面约 6cm×8cm（图 7-3-2），松止血带，止血、清洗后，内层先移植单层型人工真皮，然后在其上移植加强型人工真皮（图 7-3-3、图 7-3-4），缝合固定，适度加压包扎。术后瘢痕溃疡病理回报为鳞状上皮假瘤状增生，排除恶性肿瘤可能。第 1 次手术后 17 天，除去表层硅胶膜，类真皮组织生长良好，移植自体刃厚皮片。术后 2 周拆线，植皮成活良好。术后 1 年复查，踝关节植皮质地良好，溃疡无复发（图 7-3-5），供皮区无明显瘢痕（图 7-3-6）。

【经验与体会】

本病例踝前部瘢痕溃疡是由多年前的压疮造成的，基底条件差，又受关节活动的影响，虽经多次植皮和换药治疗，仍容易复发和破溃。可以选择应用小腿穿支皮瓣或游离皮瓣修复，但

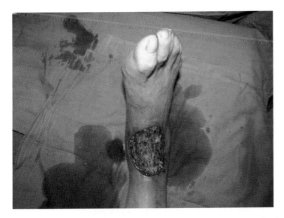

图 7-3-2　手术切除溃疡基底及周围瘢痕

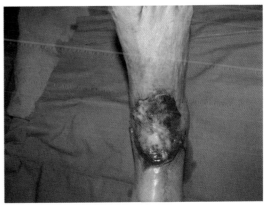

图 7-3-3　内层移植单层型人工真皮

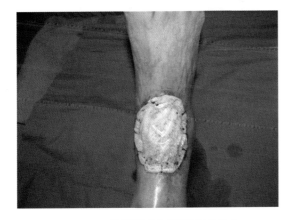

图 7-3-4　外层覆盖加强型人工真皮

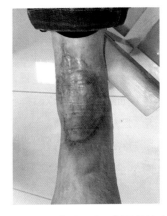

图 7-3-5　术后 1 年，右踝前植皮区愈合良好，溃疡无复发

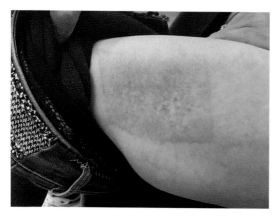

图 7-3-6 供皮区愈合好，无明显瘢痕

小腿皮瓣供瓣区留下瘢痕，女性患者比较介意；游离皮瓣增加了手术难度，术后也难免臃肿、影响外观。既往皮片移植失败或再次出现溃疡的原因，主要是基底条件不良，植皮成活不好。应用单层型人工真皮＋常规双层型人工真皮移植，可以增加类真皮组织厚度，更有效改善基底血运条件，随后通过自体刃厚皮片移植达到接近中厚皮片移植的效果，1年后的复查显示，植皮愈合良好、柔软有弹性，未再出现溃疡复发，达到了较好的治疗目的。

（杜伟力 陈欣）

四、修复足背碾压伤多发跖骨骨折创面

【病例简介】

患儿女性，9岁，主因右足背汽车轮碾压伤皮肤坏死3周入院。

入院情况：右足背皮肤松脱、开裂，可见3cm×5cm黑色皮肤坏死痂，创缘少量分泌物（图7-4-1），拍片示第二跖骨中段骨折轻度移位，第三、四跖骨骨裂、未见移位。

【诊断】

右足背碾压伤皮肤坏死；右跖骨多发骨折。

【临床决策分析】

患儿同时合并跖骨骨折，因皮肤坏死未能行一期骨折复位固定，目前为伤后3周，因创面局部条件不能立即实施切开复位内固定术。足背皮肤菲薄，皮肤坏死极易造成足背肌腱、骨外露，可以选择小腿皮瓣或游离皮瓣修复创面。小腿皮瓣因供瓣区损伤大、影响外观，对年幼女童尽可能不采用。游离皮瓣修复后的创面较为臃肿。

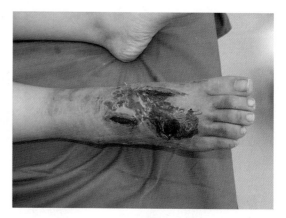

图 7-4-1 右足背碾压伤皮肤坏死

如能利用人工真皮移植覆盖外露的肌腱和跖骨，增加组织厚度，改善创面基底血运，则可通过植皮修复创面，从改善外观和降低手术代价方面都比较好。

【诊疗过程】

入院后经常规检查，腰麻下行扩创术，术中将坏死痂皮和周围受碾压的组织一并切除，创面约6cm×8cm，可见第二趾伸趾肌腱损伤但连续性存在，第二跖骨中段外露，可见骨折端（图7-4-2）。止血、清洗后，内层移植单层型人工真覆盖骨外露及骨折部位，在其上移植加强型人工真皮（图7-4-3、图7-4-4），缝合固定，适度加压包扎。第1次手术后2周，除去表层硅胶膜，类真皮组织血管化良好，移植自体刃厚皮片（图7-4-5、图7-4-6）。术后2周拆线，植皮成活良好。术后半年复查，外观较满意（图7-4-7），骨折已愈合，可站立行走。

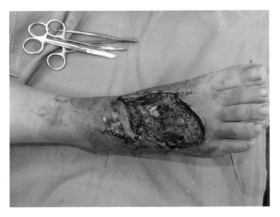

图 7-4-2　手术清创后创面情况

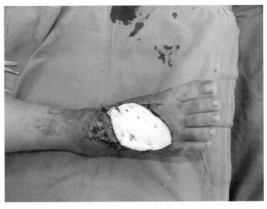

图 7-4-3　内层移植单层型人工真皮

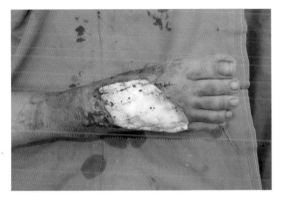

图 7-4-4　外层覆盖加强型人工真皮

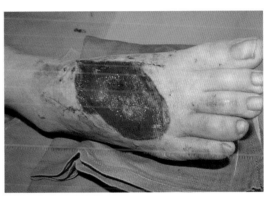

图 7-4-5　术后 2 周,人工真皮血管化良好

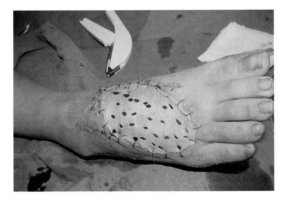

图 7-4-6　术后 2 周,移植自体刃厚皮片

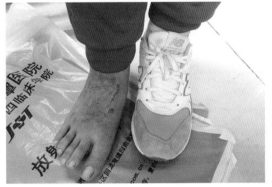

图 7-4-7　术后半年,右足背植皮愈合良好

【经验与体会】

本例为碾压伤造成足背皮肤软组织广泛坏死,扩创后因合并骨折导致创面基底肌腱、骨及骨折端外露。虽然创面大部分基底血运良好,直接植皮也可以愈合,但外露跖骨和骨质端上直接植皮,容易造成贴骨瘢痕,也容易影响骨折愈合应用单层型人工真皮+双层型人工真皮移植,可以增加组织厚度,覆盖外露骨、肌腱和骨折部位,改善基底血运条件,再通过自体刃厚皮片移植达到较好的修复效果,同时也避免了供区的损伤。

（陈　欣）

五、修复左踝部骨外露创面

【病例简介】

患儿男性,5 岁,主因双下肢机动车轮碾压伤,多发骨折伴皮肤剥脱伤 5 天入院。5 天前遇车祸致双下肢多发骨折、皮肤剥脱伤,伤后急诊手术行骨折复位外固定架固定等手术,皮肤剥脱面积大,为行创面修复入院。

入院情况:右小腿外架固定骨折,右小腿中部皮肤剥脱;左外踝骨折以克氏针固定踝关节,左踝部大面积皮肤剥脱、外踝骨外露,创面有炎性分泌物,呈黄白色,有异味(图 7-5-1)。

【诊断】

双下肢多发创伤;右胫腓骨骨折;左外踝骨折;双下肢皮肤剥脱伤。

【临床决策分析】

患儿为车祸后多发创伤,多发骨折合并双下肢大面积皮肤剥脱伤,急诊根据患

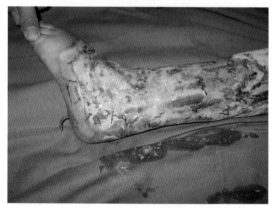

图 7-5-1 左外踝术前创面情况

儿情况先期行骨折复位固定,待病情稳定后,进一步行创面修复。单纯的皮肤缺损通过自体皮移植即可修复,左外踝部同时合并腓骨外露,计划应用人工真皮移植增加软组织厚度,改善骨外露创面基底血运,应用刀厚皮片修复,既有利于改善踝关节皮肤缺损的修复质量和踝关节功能的恢复,又降低了供皮区的损伤。

【诊疗过程】

入院后经常规检查,全麻下行扩创术,术中将左踝部创面坏死和感染组织切除,创面约 3% TBSA,外踝骨外露(图 7-5-2)。止血、清洗后,内层移植单层型人工真皮覆盖骨外露及外踝部位,在其上移植加强型人工真皮(图 7-5-3、图 7-5-4),缝合固定适度加压包扎。第 1 次手术后 22 天,人工真皮血管化良好(图 7-5-5),移植自体刀厚皮片。术后 8 天观察,皮片成活良好,创面得到修复(图 7-5-6)。

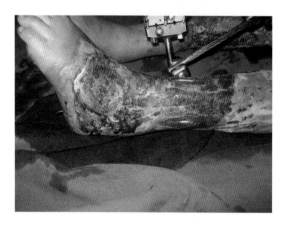

图 7-5-2 手术清创后可见外踝外骨外露

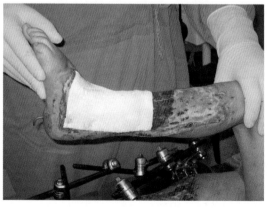

图 7-5-3 内层移植单层型人工真皮

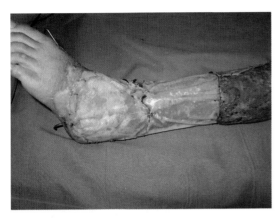

图 7-5-4　外层覆盖加强型人工真皮

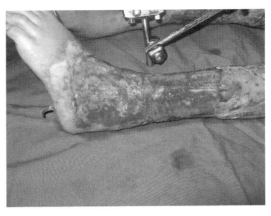

图 7-5-5　人工真皮血管化良好

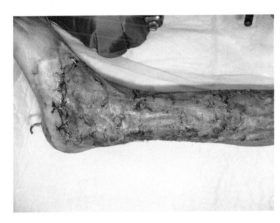

图 7-5-6　皮片成活良好,创面得到修复

【经验与体会】

本例为多发创伤后左踝骨外露创面的修复,从创面血运来看,单纯植皮修复皮片可以成活,为提高踝关节皮肤缺损的修复质量,应用全厚皮片或中厚皮片移植比较理想,但患儿年幼,双下肢皮肤缺损面积大,应充分考虑供皮区的损伤。单层型人工真皮+双层型人工真皮移植,可以增加组织厚度,移植自体刃厚皮片,可以提高皮肤成活质量,对踝关节外观和功能的恢复均有利。

（陈　欣）

六、修复膝关节皮肤剥脱伤创面

【病例简介】

患儿男性,3 岁,因左小腿碾压伤,左膝残余创面 2 周余入院。患儿因车轮碾压伤致左小腿皮肤剥脱伤,伤后急诊行剥脱皮肤反取皮移植手术,皮肤大部分成活,膝部残余创面。

入院情况:左小腿自膝部至踝部为皮肤剥脱反取皮植皮创面,大部分植皮成活可,围绕膝关节处一周宽度约 6cm 的植皮成活不良,有坏死组织残留、较多炎性分泌物,无肌腱和骨质外露。

【诊断】

左小腿皮肤剥脱伤反取皮植皮术后;左膝部残余创面。

【临床决策分析】

患儿为车轮碾压后小腿皮肤剥脱伤,急诊行剥脱皮肤反取皮植皮术,大部分皮片成活,残留左膝部创面。膝关节为功能部位,为获得较好的功能,全厚或中厚皮片移植是较好的选择,但供皮区难免留下较大面积的瘢痕。人工真皮移植可增加类真皮组织厚度,再通过自体刃厚皮片移植也可达到较好的效果,有利于膝关节功能的恢复,同时也降低了供皮区严重瘢痕形成的风险。

【诊疗过程】

入院后经常规检查,于全麻下行扩创术,扩创后的创面无肌腱和髌骨外露(图7-6-1)。创面内层移植单层型人工真皮(图7-6-2),在其上移植加强型人工真皮,加压包扎。术后3周,人工真皮血管化良好(图7-6-3),移植自体刃厚皮片。术后植皮成活良好,创面得到修复。10个月后复诊,左膝关节屈伸功能良好,外观满意(图7-6-4、图7-6-5)。

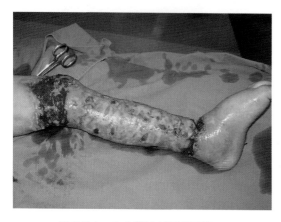

图7-6-1　左小腿扩创后创面情况

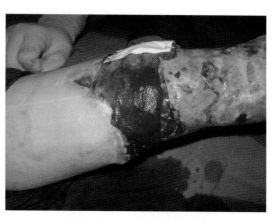

图7-6-2　膝关节创面内层移植单层型人工真皮

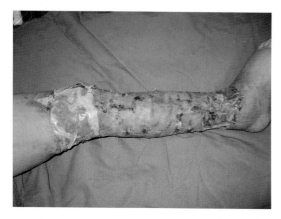

图7-6-3　术后3周人工真皮血管化良好

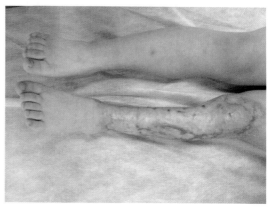

图7-6-4　术后10个月左膝部植皮外观满意

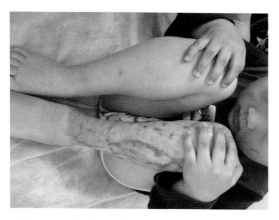

图7-6-5　术后10个月,左膝关节屈伸功能良好

【经验与体会】

本例为左膝关节皮肤缺损创面的修复,因膝关节为功能部位,如采用全厚或中厚皮片移植,术后挛缩轻、功能恢复好,但大面积全厚或中厚取皮,供皮区的损伤较大,形成瘢痕的风险增加。应用单层型人工真皮+加强型人工真皮移植,可以增加类真皮组织厚度,提高自体刃厚皮片移植的成活质量,使膝关节的功能得到较好的恢复。

（陈　欣）

参考文献

［1］ PARK S,HAN KT,KIM M,et al. Immediate Near-Total Scalp Reconstruction with Artificial Dermis on Exposed Calvarium［J］. Arch Craniofac Surg,2016,17（4）:233-236.

［2］ 杜伟力,陈欣,胡骁骅,等.单层型人工皮治疗复杂创面临床疗效观察［J］.临床军医杂志,2018,46（7）:755-758.

［3］ LOU X,XUE H,LI G,et al. One-stage Pelnac Reconstruction in Full-thickness Skin Defects with Bone or Tendon Exposure［J］. Plast Reconstr Surg Glob Open,2018,21,6（3）:e1709.

第八章

人工真皮移植修复失败病例分析

人工真皮的双层结构在组织修复中各起到了不同的作用,准确地了解其结构的特点,是灵活利用材料成功修复创面的关键。

内层的胶原网状结构是修复材料的核心部分,具有如下 3 个特点:

1. 胶原材料的特点。胶原纤维是真皮中的主要成分,占真皮全部纤维质量的 95%~98%。胶原纤维广泛分布于各脏器内,在皮肤、巩膜和肌腱最为丰富,表现为经处理可消除抗原性、组织相容性好、无异物反应、可降解吸收、对细胞增殖和组织修复有促进作用。但这些特点只有与血运丰富的活组织紧密接触时才能表现出来。因此,提供血运丰富的移植床是创面准备的最主要内容,包括去除坏死组织、肌腱及凿骨。

2. 胶原材料没有较强的抗感染作用。因此,移植床的清洁无菌或少菌是最基本的要求,也是移植成功的关键,清创时感染组织、坏死组织务必清除干净,即使保留部分无生机组织,也应做充分的灭菌处理,这一点在手术操作的注意事项中已经重点强调。

3. 材料的结构特点。人工真皮是含有网状微孔的海绵状结构,孔隙率达 70% 以上,微孔直径 $20~120\mu m$,接近正常皮肤。孔隙率越低材料强度和抗降解能力越高,但细胞侵入和增殖率越低。在临床应用中,维持好材料的结构特点更有利于人工真皮的快速血管化过程,如果没有特殊要求,应避免强力的压迫及过度打孔引流,只有在创面感染种、渗出液多、移植床血运不好的情况下才酌情应用。

表层硅胶膜的通透性是按照正常皮肤设计的,具有透气和屏障功能,防止液体聚集和外部细菌侵入。但当创面因感染渗出、活动渗血或关节、淋巴液漏出,硅胶膜的通透性不足以引流皮下积液时,就应当在皮片表面剪孔引流和/或配合负压创面治疗以减轻继发感染的风险。

人工真皮移植失败的主要原因为感染、大量皮下血肿、移植床血运不良。我们收集了部分人工真皮移植修复失败的病例,并加以分析总结,为大家提供"前车之鉴",目的是在实践中加以重视,提高移植成功率。

一、修复肌腱外露创面

【病例简介】

患者男性,43 岁,因右腕电击伤入院。右腕部电击伤为环形深度创面,入院后一期行腕部扩创,因屈侧创面深,有肌腱、血管及神经损伤和外露,行同侧腹部皮瓣方式覆盖术,背侧焦痂暂保留。3 周后行腹部皮瓣断蒂时,同期切除腕背侧焦痂,可见腕背侧部分肌腱外露,腱膜干燥坏死,但无明显感染,以人工真皮覆盖拟二期行自体皮移植(图 8-1-1)。人工真皮移植后 30 天,透过硅胶膜可见其下大部分创面基底表现为红色的肉芽组织,但中央有两处表现为硅胶膜下积液,基底为腱性组织,并无肉芽组织生长(图 8-1-2),该创面难以自体皮肤全部覆盖,导致手术失败。

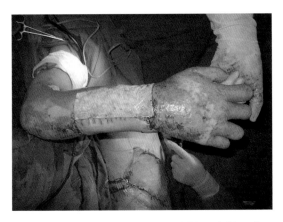

图 8-1-1　右腕背侧切痂后于外露肌腱创面移植人工真皮

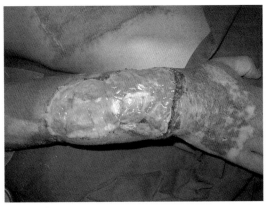

图 8-1-2　人工真皮移植后 30 天,腕背侧仍有肌腱外露,无法植皮

【补救措施】

人工真皮移植后 30 天,去除硅胶膜、剪除表层肌腱组织后行对侧腹部皮瓣转移修复右腕背侧创面(图 8-1-3、图 8-1-4)。

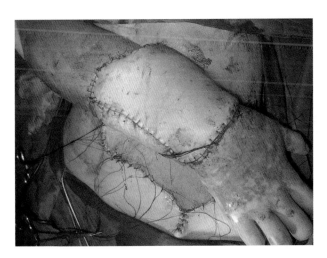

图 8-1-3　应用对侧下腹部皮瓣修复创面

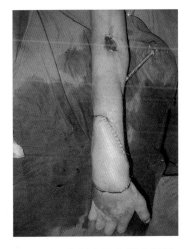

图 8-1-4　腹部皮瓣 3 周后断蒂,创面修复

【失败原因分析】

人工真皮移植前创面的基底准备需要十分充分,虽然人工真皮可以从腱性组织基底的侧方血运较好的组织获取营养,但是本例肌腱裸露范围较大,且腱性组织靠近创缘,减少了人工真皮从周缘获取营养的范围。建议类似病例应尽可能用周围软组织拉拢覆盖肌腱,可将不重要的腱性组织予以适当清除,腱性组织周缘保留足够的良好血运基底,甚至将腱性组织周围的正常皮肤适当掀起形成创面。当腱性组织裸露面积大、不适合去除,且周围无适合组织能覆盖腱性组织时,宜采用皮瓣进行修复。

(陈　辉)

二、修复足部撕脱伤创面

【病例简介】

患者男性,80 岁,因右足皮肤撕脱伤急诊入院。右足前端因车祸导致几乎所有足趾及部分足背皮肤撕脱(图 8-2-1),急诊行清创术后去除大部分撕脱皮肤和部分离断足趾,术后仅应用敷料包扎,创面未行特别覆盖。急诊术后 3 天,创面干燥脱水,坏死范围有进展(图 8-2-2)。再次手术扩创保留了部分踇趾和部分第二至四趾趾骨,采用人工真皮覆盖创面保护骨残端,以尽可能多地保留足部长度(图 8-2-3、图 8-2-4)。术后 14 天可见人工真皮部分贴附良好,通过硅胶膜见到基底部分红润,但截趾最远端人工真皮剥离明显,其下方脓性分泌物较多,基底表现为大量坏死和液化的组织,骨质暴露,保留更长骨质的目的没有达到(图 8-2-5)。

【补救措施】

于二期手术时将坏死和感染软组织清除,暴露和坏死的骨质予以彻底去除,其中踇趾趾骨完全咬除,第一跖骨关节面去除软骨面,第二至四趾趾骨完全去除,部分跖骨咬除。应用周边软组织尽量覆盖骨残端,予以自体皮片移植(图 8-2-6)。

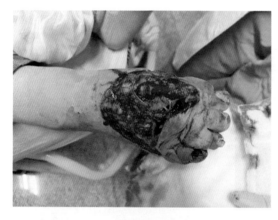

图 8-2-1　右足皮肤撕脱伤急诊入院时情况

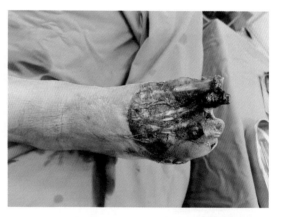

图 8-2-2　伤后 3 天创面干燥脱水,坏死组织残留

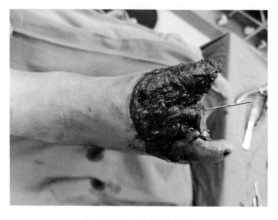

图 8-2-3　扩创后创面

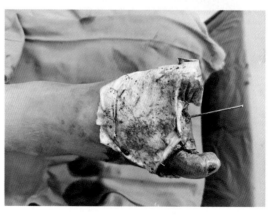

图 8-2-4　扩创后移植人工真皮

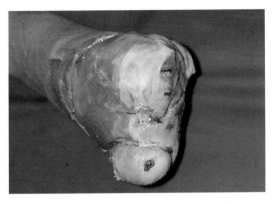

图 8-2-5　术后 14 天可见截趾最远端人工真皮剥离明显,有脓性分泌物、残端骨质暴露

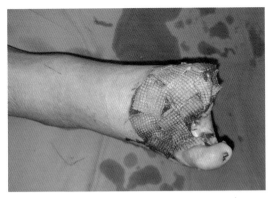

图 8-2-6　进一步截趾扩创,行自体皮片移植

【失败原因分析】

足部碾压导致撕脱伤,急诊清创时如不易区分正常组织和受损组织,或考虑到创面情况有可能继发改变,不立即应用自体组织修复是正确的,但应尽可能保护创面避免干燥和继发坏死,如应用负压创面治疗装置等。本例急诊扩创后只简单应用普通敷料包扎,导致创面干燥脱水。在利用人工真皮覆盖骨外露创面时,骨质的保留需要谨慎对待。本例截骨残端突出、尖端没有软组织覆盖,也缺少血运丰富的软组织为人工真皮提供血管化支持,人工真皮难以完成覆盖残端骨质的目的。如遇类似情况,宜彻底清创、截除突出外露的骨质再行移植人工真皮,或者采用皮瓣的方式修复。

（陈　辉）

三、修复热压伤截肢残端创面

【病例简介】

患者女性,56 岁,因右前臂、右手热压伤入院。检查可见:右手及右前臂血运中断、感觉丧失、完全干性坏死,最后决定截肢。因为前臂正常皮肤不足,不能包裹残端,为了保留肘关节,采用开放截肢的方法。术中预估残端会遗留较多的生态组织,包括肌肉、筋膜及肌腱等,血运并不可靠,拟一期先移植人工真皮,二期在截肢残端移植自体皮,以期提升自体皮存活率,改善成活质量(图 8-3-1、图 8-3-2)。术后 2 天,打开敷料查看创面,透过硅胶膜可见人工真皮下基底多为灰白色,少许区域有淡脓血性渗出,予以引流(图 8-3-3);术后 7 天,人工真皮下大部分基底表现为肌肉组织坏死,无法实施自体皮移植,揭除硅胶膜(图 8-3-4)。

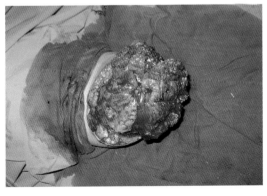

图 8-3-1　截肢残端创面

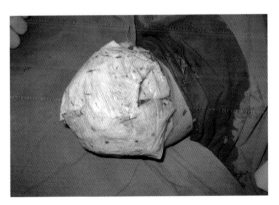

图 8-3-2　应用人工真皮覆盖截肢残端

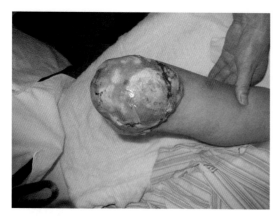

图 8-3-3 术后 2 天,人工真皮下积脓,可见坏死组织

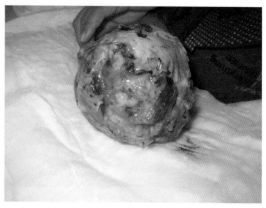

图 8-3-4 术后 7 天,揭除表层硅胶膜,中心残留坏死组织

【补救措施】

去除硅胶膜后经过 12 天换药和再次清创后,最终自体皮移植修复完成(图 8-3-5、图 8-3-6)。

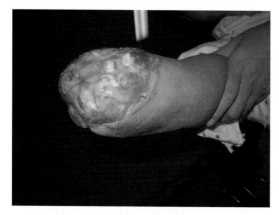

图 8-3-5 经换药创面逐渐清洁、血运改善

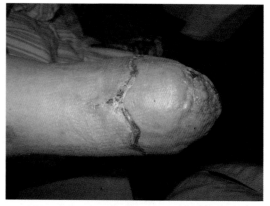

图 8-3-6 再次扩创后植皮,最终创面愈合

【失败原因分析】

此病例为达到较少截肢长度、保留肘关节的目的,将人工真皮作为间生态组织的保护敷料应用,期待恢复组织活力,提高二期自体皮移植成活质量。虽然最终成功保留了肘关节,整体治疗方案获得成功,但由于间生态组织转归的不确定性,人工真皮移植后发生继发坏死、感染。提示不彻底的扩创和活力不佳的组织残留,以及感染是人工真皮移植失败的主要原因。

(陈　辉)

四、修复上肢减张创面

【病例简介】

患者男性,24 岁,因车祸导致右肱骨骨折,右臂丛神经损伤,右上肢骨筋膜室综合征,右上肢减张术后,为修复右上肢创面来我科。减张切口形成的继发创面基底较为污秽,且有少许腱性组织暴露(图 8-4-1),同时由于肢体正处于肿胀的高峰期,待创面消肿缩小后再植皮,可提高植皮成活率、减少自体皮植皮面积。决定清创术后一期采用人工真皮覆盖创面,改善基底情况,利于二期自体皮移植(图 8-4-2)。术后 3 天患者有全身感染症状,可见硅胶膜下积脓明显,

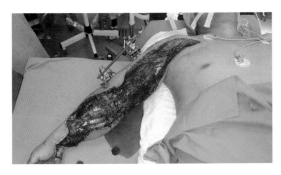

图 8-4-1　入院时创面情况

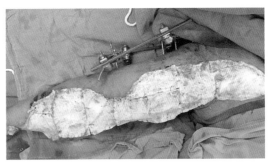

图 8-4-2　清创后移植人工真皮

人工真皮存活不佳(图 8-4-3),予以去除硅胶膜引流;术后 5 天,经全身及局部抗感染治疗,创面周缘无明显红肿,但是基底脓苔及脓性分泌物较多(图 8-4-4)。

【补救措施】

经过全身抗感染治疗及多次清创换药处理,至术后 12 天,肢体消肿基本消退,创面明显缩小,基底呈现良好的肉芽组织,脓苔明显减少,该病例最终自体皮移植完成修复(图 8-4-5、图 8-4-6)。

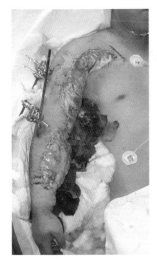

图 8-4-3　术后 3 天,人工真皮下积脓

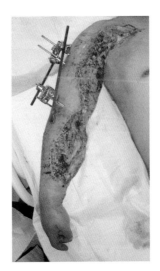

图 8-4-4　术后 5 天,创面仍有感染征象

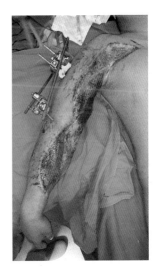

图 8-4-5　经全身和局部抗感染治疗,创面情况得到改善

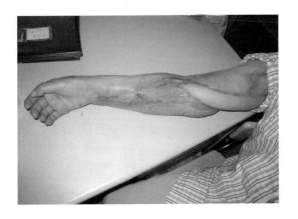

图 8-4-6　最终创面经植皮愈合

【失败原因分析】

此病例是典型的人工真皮移植后感染的病例,局部表现明显(其实患者全身也有反应)。去除硅胶膜,保持创面通畅的引流是控制感染的基本手段。

（陈辉　陈欣）

五、修复内踝开放性骨折合并踝关节腔开放创面

【病例简介】

患者男性,41 岁,因交通伤导致左踝部开放性骨折,胫骨下端外露 5 周入院。入院检查可见左内踝上方有一 1.7cm×4cm 创面,胫骨下端外露,骨面干燥、挤压创面及活动踝关节时有清亮液体流出,证实创面与关节相通(图 8-5-1)。入院后 1 周行扩创凿骨术,清创胫骨下端坏死骨,骨面渗血活跃,充分清洗创面后移植人工真皮,术后给予敏感抗生素治疗(图 8-5-2、图 8-5-3)。术后 5 天换药发现,人工真皮下有脓性分泌物聚集,导致移植失败。随后去除移植物,并给予创面换药。

【补救措施】

手术后 10 天再行扩创术,设计内踝上胫后动脉穿支皮瓣修复,术中皮瓣下放置引流管,供瓣区植皮。术后皮瓣成活良好,创面得到修复(图 8-5-4、图 8-5-5)。

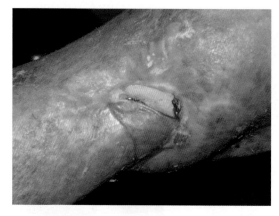

图 8-5-1　左内踝骨外露关节开放创面

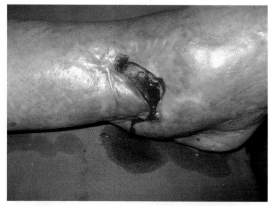

图 8-5-2　扩创凿骨后骨面渗血活跃

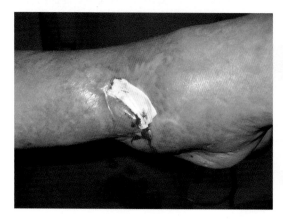

图 8-5-3　移植人工真皮

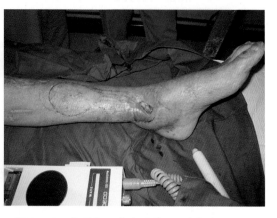

图 8-5-4　术后人工真皮感染,设计内踝上胫后动脉穿支皮瓣修复

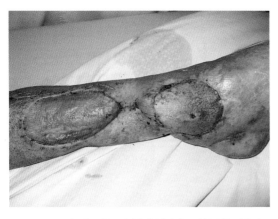

图 8-5-5　术后 3 周，皮瓣成活良好，创面得到修复

六、修复足底剥脱伤跟骨外露创面

【病例简介】

患者女性，32 岁，因车轮碾压致右下肢、右足大面积皮肤剥脱伤 1 周后入院。患者被公交车碾压致右下肢自膝下 10cm 至足背、足底皮肤剥脱，急诊医院予以清创后剥脱皮肤原位缝合，至术后 1 周证实回植皮肤全部坏死。入院后行清创术，去除已坏死皮肤，可见右足背部分肌腱外露、足底跟骨外露，清创后移植人工真皮。术后 3 周，足背肌腱已被类真皮组织完全覆盖，移植自体刃厚皮片，跟骨仍有骨质外露（图 8-6-1），扩创凿骨后继续应用人工真皮覆盖（图 8-6-2）。至第 2 次手术后 3 周，跟骨外

【失败原因分析】

由于对骨外露合并关节开放创面修复经验不足，清创凿骨后骨质表面渗血活跃，认为有利于人工真皮血管化，但忽视了关节腔内关节液的引流和感染的控制，术后关节腔内感染导致移植失败。后期我们在总结经验的基础上，通过人工真皮表面打孔配合负压创面治疗，及时引流关节内的积液，有效地控制了感染，创面修复成功。

（陈　欣）

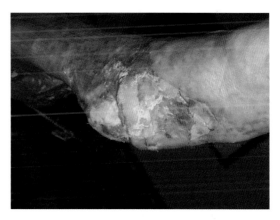

图 8-6-1　皮肤剥脱伤跟骨外露创面

露创面有薄层类真皮组织覆盖，移植自体刃厚皮片后创面愈合（图 8-6-3）。出院练习行走后，

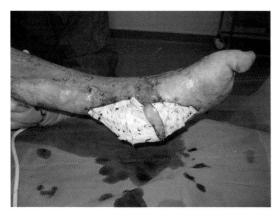

图 8-6-2　扩创后移植人工真皮

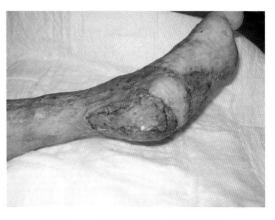

图 8-6-3　移植自体皮片后创面愈合

跟骨持重部位时有破溃,经换药不能愈合,并有骨质外露(图8-6-4)。

【补救措施】

出院后4个月,因跟骨慢性溃疡、跟骨外露再次入院。检查可见跟骨持重部位有2cm×2cm骨外露创面。入院后在腰麻下,行足跟扩创凿骨、腓肠神经营养血管皮瓣修复术,术后创面一期愈合,出院后创面无复发(图8-6-5)。

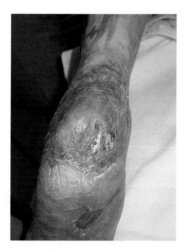

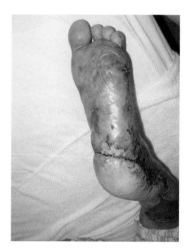

图8-6-4　出院后4个月,右跟骨持重部位出现骨外露创面

图8-6-5　扩创凿骨后,应用腓肠神经营养血管皮瓣修复创面

【失败原因分析】

应用人工真皮修复骨外露创面,是利用人工真皮的网状海绵支架结构,在外露骨质表面诱生出血运良好的类真皮组织,从而获得有利于植皮成活的移植床。但这层组织初始只有2~3mm厚,对抗压力和摩擦力的能力有限。足跟部是站立和行走的持重点,承受的压力较大,患者伤后早期功能锻炼以及后期的站立行走,都对足跟的修复有较高的要求。因此,应用具有一定厚度、耐磨、耐压的皮瓣修复更为适合。

(陈　欣)

║ 参考文献

[1] 陈欣.浅谈难愈性创面的外科治疗[J].中华损伤与修复杂志(电子版),2014,9(1):9-12.

[2] 付小兵.对组织再生和再生医学发展的思考[J].中华烧伤杂志,2011,27(1):9-12.

[3] 孙永华.难愈合性伤口的修复[J].中华损伤与修复杂志(电子版),2007,2(2):126-127.

10